Knaur
MensSana

Über den Autor:

Reinhold D. Will arbeitete zunächst in einer Agentur für Natur- und Umweltschutz. Dies führte ihn zum Studium der Naturheilkunde. In seiner langjährigen Praxis als Heilpraktiker in London und München spezialisierte er sich auf die Regulative Medizin mit der Bioresonanztherapie und der Bioenergetischen Psychologie.

Reinhold D. Will

Gesund durch Wasser

Geheimnisse und Heilkräfte
unseres Lebenselixiers

Knaur
MensSana

Besuchen Sie uns im Internet: www.droemer-knaur.de
Alle Titel aus dem Bereich MensSana finden Sie im Internet unter
www.knaur-mens-sana.de

Aktualisierte und überarbeitete
Taschenbuchausgabe Februar 2007
Knaur Taschenbuch. Ein Unternehmen der Droemerschen
Verlagsanstalt Th. Knaur Nachf. GmbH & Co. KG, München

Umschlaggestaltung: ZERO Werbeagentur, München
Umschlagabbildung: Corbis
Satz: Adobe InDesign im Verlag
Druck und Bindung: GGP Media, Pößneck
Printed in Germany
ISBN 978-3-426-87317-5

2 4 5 3 1

Inhalt

Teil 2
Wasser und Gesundheit

Einleitung
Wasser und Gesundheit – eine ganzheitliche Betrachtung

»Das Menschen-Dasein auf der Erde
hängt vom Wasser ab.«

PAUL C. BRAGG

Wasser ist die Grundlage allen Lebens. Es ist das zentrale Element, das ein einwandfreies Funktionieren aller körperlichen und geistigen Prozesse ermöglichen, aber auch behindern kann. Denn Wasser kann krank machen, und Wasser kann gesund machen. Deshalb sollte das Thema Wasser für jeden Menschen eine wichtige Rolle spielen. Und tatsächlich erkennen immer mehr Menschen, welche Bedeutung das Wasser für die Gesundheit hat. Seit einigen Jahren lenken immer mehr Publikationen das Interesse auf das Wasser, und immer mehr Menschen ziehen Konsequenzen aus dem Gelernten.

Heute haben viele Verbraucher höhere Ansprüche: Sie wollen nicht mehr einfach essen und trinken, was ihnen empfohlen wird, zum Beispiel von international agierenden Lebensmittelkonzernen, sondern sie wollen selbst auswählen, was ihnen gut schmeckt und gleichzeitig *gesund* ist.

Zahlreiche sachkundige Bücher und Zeitschriftenartikel haben den Boden für diesen Umdenkprozess vorbereitet, und allmählich wird aus einer kritiklos konsumierenden Verbrauchermasse eine bewusst wählende Konsumentenschaft. Jüngstes Beispiel dafür sind die genmanipulierten Produkte. Kritische Verbraucher lassen sich nicht mehr mit »das ist alles gesundheitlich unbedenklich« abfertigen, sondern ziehen mögliche gesundheitliche Risiken in Betracht, sehr zum Ärger von Nahrungsmittelproduzenten, die sich von ihren patentierten Genmanipulationen große wirtschaftliche Vorteile versprechen.

Dieses bewusste Auswählen bezieht sich immer mehr auch auf Getränke. Gewiss überwiegt noch die Anzahl der Menschen, die ihre Getränke kritiklos nur nach Fun- oder Image- oder Preisaspekten auswählen, jedoch gibt es immer mehr gesundheitsbewusste Verbraucher, die auch bei ihren Getränken auf Natürlichkeit achten.

Dieses Buch ist für alle geschrieben. Die Gesundheitsbewussten werden hier Informationen finden, die ihre Entscheidungen begründen und untermauern oder die sie neu entscheiden lassen. Die Leser, denen der Gesundheitsaspekt bei der Auswahl ihrer Getränke nicht wichtig ist, werden manche Informationen finden, die sie zum Nachdenken bringen sollten.

Es geht in diesem Buch primär um die gesundheitlichen Aspekte von Wasser bzw. Trinkwasser. Dazu ist es notwendig, sich zunächst damit zu beschäftigen, was Wasser eigentlich ist und welche Aspekte für die Qualität des Wassers bzw. des Trinkwassers bedeutsam sind. Dabei werden die Begriffe »Wasser« und »Trinkwasser« folgendermaßen verwendet: Mit »Wasser« meine ich sowohl normales Wasser als auch Trinkwasser, die Bezeichnung »Trinkwasser« verwende ich dann, wenn es nur um Trinkwasser geht.

Im Jahre 1993 erschien mein Buch »Geheimnis Wasser«. Dieses war eines der ersten Bücher, welches das Thema Wasser in einem umfassenden Rahmen aufgriff. Es schilderte viele Aspekte des Wassers – von den kulturgeschichtlichen Hintergründen von Wasseranwendungen über die deutsche Trinkwasserverordnung bis hin zu den gängigen Wasseraufbereitungsverfahren. Seit damals ist in der Wasserwirtschaft viel geschehen, und es ist an der Zeit, meine damaligen Ausführungen auf einen neuen Stand zu bringen. So ist die Verschmutzung des Wassers zurückgegangen, und die Wasserwerke haben ihre Analyse- und Reinigungsverfahren so weit verbessert, dass unser Trinkwasser heute den biochemischen Anforderungen der Gesetze entspricht. In der Wasserforschung gibt es außerdem neue Ergebnisse, die vielen unbekannt sind oder die negiert werden. Auch wenn sie heute noch wenig angewendet werden, so werden sie dennoch bei der Beurteilung der Wasserqualität in der Zukunft eine große Rolle spielen. Diese neuen Erkenntnisse wurden in dem vorliegenden Buch verarbeitet. Bei anderen Themen hat sich wenig verändert, sie sind aber für die Thematik wichtig und werden in überarbeiteter Form dargelegt. Ich hoffe Ihnen mit diesem neuen Buch erneut interessanten Lesestoff zu bieten.

Gesundes Wasser ist nicht nur einfach »gesund«, sondern es ist ein wesentlicher Aspekt einer ganzheitlichen Gesundheitspflege: Es kann Krankheiten sowohl vorbeugen wie auch heilen. Für manche Therapeuten ist gesundes Wasser sogar ein absoluter Bestandteil ihrer Therapie. Ohne ausreichende Mengen gesunden Wassers können manche Therapien nicht »greifen«. Und mit ausreichenden Mengen gesunden Wassers würden manche Erkrankungen erst gar nicht entstehen.

Auf Grund meiner Erfahrungen als Therapeut der ganzheitlichen Regulativen Medizin* würde ich nicht so weit gehen, Wasser als Allheilmittel anzupreisen – dazu weiß ich zu gut über die vielen anderen Ursachen und Auslöser von Erkrankungen Bescheid. Aber Wasser muss auf jeden Fall bei jeder Therapie ein integraler Bestandteil sein. Ohne Wasser haben manche Therapien gar keine Wirkung, und manchmal kann eine Therapie ohne Wasser sogar zu noch größeren gesundheitlichen Problemen führen. Dies ist zum Beispiel der Fall, wenn durch eine erfolgreiche bioenergetische Therapie Giftstoffe im Körper freigesetzt werden, diese aber mangels Wasser nicht ausgeschwemmt werden können und sich dann an ande-

* Das Ziel der Regulativen Medizin ist insbesondere die Wiederherstellung und Aktivierung der körpereigenen Selbstheilungskräfte des Patienten. Sie arbeitet gezielt mit den körpereigenen Regulationssystemen. Siehe auch »Die Selbstheilungskräfte des Organismus«, Seite 199

ren Orten des Organismus festsetzen, wo sie unter Umständen noch größere Schäden verursachen.
Gutes Wasser sollte also integraler Bestandteil eines gesundheitsbewussten Lebens, aber auch jeder Therapie sein. Doch es sollte keine isolierte Einzelmaßnahme sein, sondern sowohl die Lebensweise als auch die Therapie sollten ganzheitlich sein. Das gesunde Wasser wäre darin ein Baustein des gesamten therapeutischen Planes.
Ihre Gesundheit hängt von vielen Faktoren ab. Eine ganzheitliche Behandlung beruht auf fünf Eckpfeilern, die das Wasser als Therapeutikum einbezieht:

1. Gesundheitsfördernde Lebensführung
   - gesundheitsbewusst essen und trinken, unter anderem gesundes Wasser
   - Körperpflege
   - ausreichend Bewegung
   - gesundheitsbewusst wohnen und schlafen
   - psychische und soziale Hygiene

2. Stabilisierung und bei Bedarf Erhöhung des Energiepotenzials
   - Überschwingung »terrestrischer« und/oder »kosmischer« Frequenzen wie z.B. Schumann-Frequenzen und Frequenzen des Lichtspektrums
   - Überschwingung fehlender krankheitsspezifischer Frequenzen
   - Überschwingung patienteneigener Frequenzen
   - Verordnung energetisch hochwertiger Nahrungsergänzungsmittel

3. Reduzierung oder Eliminierung gesundheitsschädigender Stör- oder Blockadefaktoren
   - elektromagnetische Felder
   - Schwermetalle
   - Umwelttoxine
   - Mikroorganismen
   - Stoffwechselstörungen
   - Immunschwächen

4. Gesundheitsförderndes Bewusstsein, Denken und Empfinden
   - mehr ganzheitliches Denken und weniger Ich-Orientierung
   - Behandlung unaufgelöster Konflikte
   - Reduzierung negativer Einstellungen und Glaubenssysteme sowie der daraus resultierenden Gedanken und Gefühle durch bewusste Gedanken- und Gefühlskontrolle
   - Aufbau positiver Einstellungen und Glaubenssysteme sowie der daraus resultierenden Gedanken und Gefühle durch bewusste Gedankenkontrolle

5. Konstitutionelle und dispositionelle Merkmale
   - Die individuelle Konstitution oder Veranlagung; beispielsweise haben manche Menschen eine lymphatische Konstitution, was bedeutet, dass sie zu Erkrankungen des Lymphsystems neigen, andere haben eine hämatogene Konstitution und neigen zu Erkrankungen des Blutkreislaufes sowie zu Störungen im Stoffwechsel.

Es sind mehrere Bücher über Wasser auf dem Markt. Die meisten beziehen sich auf die *Quantität* und auf *Aufbereitungs-* und *Optimierungsverfahren* von Wasser. Ich beziehe mich hingegen in erster Linie auf die *Qualität des Wassers und ihre Auswirkungen auf die menschliche Gesundheit.* Ich beschreibe die molekulare, atomare und subatomare Struktur des Wassers, welche Eigenschaften daraus resultieren und welche Auswirkungen dies auf Ihre Gesundheit hat. Zudem beschäftige ich mich mit den Aufgaben und Funktionen des Wassers in Ihrem Körper im Rahmen der Selbstheilungskräfte und erläutere, wie innerliche und äußerliche Anwendungen von Wasser diese Selbstheilungskräfte stören oder unterstützen können.

Viel Freude beim Lesen!

Ihr Reinhold D. Will
Dipl. hol. bioen. med. (IMU)
Heilpraktiker
München
Internet: www.regulationsmedizin.de
E-Mail: praxis@regulationsmedizin.de

Teil 1
Wasser – woher kommt es, was ist das?

Die Herkunft Ihres Leitungswassers

»Wissen erhalten Sie durch Lesen,
Weisheit durch Anwendung.«
NORMAN WALKER

Die globalen Kreisläufe des Wassers

Wasser ist überall, es ist ein allgegenwärtiges Element. Wasser ist im Himmel und auf Erden. Es ist in der Natur und in der Kultur. Es ist im Meer und im trockenen Wüstensand. Es ist in Ihnen und in mir. Es ist in jeder Körperzelle, und es ist in jedem Organsystem. Ohne Wasser gäbe es kein Leben. Ohne Wasser wäre alles nichts. Wasser ist von Natur aus nicht still, es bewegt sich ständig. Und weil diese ständige Bewegung ein Merkmal des Lebens ist, ist Wasser ein Symbol des Lebens. Wo die Bewegung endet, erlischt das Leben.
Wasser ist endlich. Wir haben auf diesem Planeten zwar »unendlich« viel Wasser, aber es ist immer dasselbe Wasser, seit Milliarden von Jahren. Es erscheint immer wieder neu, denn es bewegt sich immer in Kreisläufen, seit Milliarden von Jahren.

In der Natur können wir drei große globale Wasserkreisläufe beobachten: den Kreislauf Meer-Atmosphäre-Meer, den Kreislauf Meer-Atmosphäre-Land-Meer und den Kreislauf Land-Atmosphäre-Land. Ferner gibt es viele mittelgroße kontinentale Kreisläufe und unendlich viele kleine regionale Kreisläufe. Der Ursprung dieser unzähligen mittelgroßen und kleinen Kreisläufe ist immer der große globale Kreislauf.

Ich möchte hier nicht näher auf diese vielen unterschiedlichen Kreisläufe eingehen, es geht mir nur darum: Wir haben nur ein Wasser. Der gesamte Wasservorrat der Erde beträgt etwa 1,38 Milliarden Kubikkilometer. Davon sind nur 2,6 Prozent Süßwasser und nur 0,3 Prozent Trinkwasser! Der größte Teil des Süßwassers steht für die menschliche Nutzung nicht zur Verfügung, weil es als Eis in den Polkappen und Hochgebirgsgletschern gebunden ist.

Dieses Wasser ist seit Milliarden von Jahren dasselbe, und es wird immer dasselbe sein. Doch früher war es – global gesehen – rein, frisch und gesund, und heute ist es zunehmend verschmutzt, abgestanden und ungesund. Darüber sollten wir uns im Klaren sein. Freilich gab es immer regionale Verschmutzungen des Wassers durch den Menschen, mit all ihren gesundheitlichen Folgen. Man denke nur an die unüberlegte Verseuchung von Bächen und Flüssen durch Gerber und Färber und Fäkalien und an die dadurch entstandenen Erkrankungen und verheerenden Seuchen. Aber was früher ein regionales Problem war, weitet sich heute dank weltweiter Industrialisierung und industrialisierter Landwirtschaft und dank weltweiter »Zivilisationsansprüche« immer mehr zu einem globalen Problem aus, aus dem es kein Entkommen gibt – wenn wir nicht rechtzeitig umdenken, und zwar heute.

Die regionale Wasserversorgung

Die allgemeine Wasserversorgung erfolgt mit Leitungswasser. In den deutschsprachigen Ländern bestehen Ein-Leitungs-Systeme, das heißt sowohl Brauchwasser als auch Trinkwasser werden in einer Leitung geführt. Dabei muss das Leitungswasser aus gesetzlichen Gründen Trinkwasserqualität haben.
Dieses Brauchwasser bzw. Trinkwasser stammt aus folgenden Quellen:

- 49 Prozent aus Grundwasser
- 22 Prozent aus aufbereitetem Abwasser
- 16 Prozent aus Oberflächenwasser
- 9 Prozent aus Quellwasser
- 4 Prozent aus gereinigtem Uferfiltrat

Grundwasser

Grundwasser macht 0,625 Prozent der Gesamtwasservorräte der Erde aus und ist in Deutschland die wichtigste Trinkwasserquelle. Grundwasser stammt zum größten Teil aus Niederschlägen, die im Boden versickern. Sie füllen die Hohlräume zwischen den Erdgesteinen und treten als Quellen zu Tage oder werden durch Brunnenbohrungen nutzbar gemacht. Grundwasser liefert das beste Trinkwasser. Es ist gesundheitlich so vorteilhaft, weil es

weitgehend auf natürliche Weise geschützt und gereinigt ist und deswegen meist nicht aufbereitet werden muss.
Das Grundwasser wird in der Regel durch künstlich angelegte Brunnen, aber auch durch natürliche und künstlich angelegte Quellen gewonnen. Die Fließgeschwindigkeit des Grundwassers zu den Brunnen und Quellen hin ist je nach Bodenbeschaffenheit unterschiedlich – und damit auch die Reinigungswirkung durch Boden und Gestein. In Gebieten mit geringer Reinigungswirkung des Bodens ist der Schutz des Grundwassers besonders wichtig – zum Beispiel durch gesetzliche Auflagen und durch Wasserschutzgebiete und letztlich auch durch die Einsicht möglicher Verschmutzer. Zu diesen gehören unter anderem Industrie- und Gewerbebetriebe, Landwirtschaft, der Verkehr, Abwasserkanäle, Deponien und Abfallverwertungen, aber auch die Haushalte.
Leider geht die Menschheit im Allgemeinen mit dem Grundwasser ebenso bedenkenlos um wie mit dem Oberflächenwasser. Bei der Bodenpassage wird das Wasser zwar teilweise wieder gereinigt, aber die Rückstände verbleiben im Boden, reichern sich dort an und gelangen früher oder später doch ins Grundwasser und trotz Reinigung in den Wasserwerken zum Teil in das Leitungswasser. Unsere Sünden der Sorglosigkeit kehren zu uns zurück.
Die Menschheit macht sich nicht klar, dass jede Verseuchung den Boden biologisch schwer schädigt: Seit Jahrzehnten werden die Grundwasser führenden Schichten mit den Schadstoffen aus der Landwirtschaft (künstliche Düngemittel, Pestizide, Gülle), mit den Altlasten der Industrie und den Schadstoffen der Mülldeponien angereichert. Eine künstliche Reinigung des Bodens ist fast

nicht möglich, und die natürliche Regeneration des Grundwassers dauert sehr lange.
Da die Gefährdung des Grundwassers nicht sichtbar und daher nicht so offensichtlich ist wie die Verschmutzung des Oberflächenwassers, wird sie uns wohl erst richtig bewusst werden, wenn die Schadstoffbelastung des Trinkwassers so hoch ist, dass sie unsere Gesundheit gefährdet.
Das so genannte Rohwasser, die Ausgangssubstanz für das Leitungswasser in Trinkwasserqualität, muss von vornherein möglichst sauber sein, daher setzen die Wasserwerke weltweit immer mehr Grundwasser ein. Dabei ist aber gerade die zunehmende Entnahme von Grundwasser besonders problematisch. Denn wenn die Wasserentnahme nicht durch entsprechende Niederschläge ausgeglichen wird, sinkt der Grundwasserspiegel. Eine Folge ist das Absterben von Bäumen, deren Wurzeln nicht mehr tief genug reichen.
Das Grundwasser als Trinkwasserreservoir ist dreifach gefährdet:

1. Durch die zunehmende Belastung mit organischen und anorganischen Schadstoffen lässt die natürliche Filterwirkung des Bodens nach, und er wird durchlässiger für Schadstoffe. Dies führt zu einer steigenden Verschmutzung des Grundwassers.
2. Die ständige Grundwasserentnahme für die Trink- und Brauchwassergewinnung hat ein Absinken des Grundwasserspiegels zur Folge.
3. Durch Oberflächenversiegelung gelangt immer weniger Niederschlagswasser in das Grundwasser; es fließt

direkt in schnell strömende begradigte Bäche und Flüsse ab.

Das Grundwasser bedarf also eines Schutzes vor »hausgemachten« Einflüssen. Dieser Gewässerschutz besteht in erster Linie darin, dass wir alle für das Wasser Verantwortung übernehmen. Wir müssen Einleitungen von Schadstoffen in das Wasser vermeiden und dafür sorgen, dass wir durch nachhaltige Bewirtschaftung jede Nutzung oder Beeinflussung des Wassers dauerhaft umweltgerecht gestalten. Dies würde dem Prinzip der Nachhaltigkeit entsprechen, wie es in der Agenda 21 von Rio de Janeiro zum Umwelt- und Naturschutz festgelegt worden ist. Und auch das Grundwasser-Aktionsprogramm der Europäischen Union und unsere deutschen Wassergesetze sind darauf ausgerichtet. Wasserschutz geht uns alle an, denn wir alle profitieren von reinem, gesundem Wasser.

Aufbereitetes Abwasser

22 Prozent des deutschen Brauch- und Trinkwassers werden aus aufbereitetem Abwasser gewonnen. Das bedeutet, dass Wasserkonsumenten je nach Entnahmeregion ein Wasser nutzen, das schon mehrfach verwendet worden ist. Dadurch ist ein hoher Prozentsatz des Leitungswassers mit Stoffen verunreinigt, die in der deutschen Trinkwasserverordnung nicht erfasst werden – mit allen Konsequenzen (siehe »Ihr Leitungswasser – Ihr Trinkwasser«, Seite 43). Denn es dürfte jedem klar sein, dass selbst die besten Wasserreinigungsverfahren nicht alle Schadstoffe eliminieren können.

Deshalb ist es das Bestreben der Wasserwirtschaftsämter, den Anteil des aufbereiteten Abwassers am Wasserverbrauch zu verringern. Als Verbraucher können wir die Wasserwerke unterstützen, indem wir sparsam mit dem Wasser umgehen und so weniger Wasser verschmutzen.

Oberflächenwasser

Oberflächenwasser macht 0,017 Prozent der Gesamtwasservorräte der Erde aus, es wird aus offenen Gewässern wie Trinkwassertalsperren, Seen, Flüssen und Bächen gewonnen. Dieses Wasser ist gegen Verschmutzungen meist ungeschützt. Es muss deswegen häufig vor seiner Nutzung als Trinkwasser aufbereitet werden.
In dicht besiedelten Gebieten reicht das Grundwasser zur Wasserversorgung nicht mehr aus, besonders dann nicht, wenn sich im Einzugsgebiet der Grundwasserversorgung Industrieunternehmen mit hohem Wasserverbrauch befinden. Um die steigende Nachfrage nach Trink- und Brauchwasser zu befriedigen, muss zunehmend auf Oberflächenwasser zurückgegriffen werden.
Es sollte allerdings betont werden, dass immer mehr Industrieunternehmen auf Grund gesetzlicher Auflagen und aus eigenem ökologischem Bewusstsein betriebsinterne Wasseraufbereitungsanlagen einsetzen, um ihr Brauchwasser in betriebsinternen Wasserkreisläufen zu halten.

Quellwasser

Damit eine frische Quelle entspringen kann, muss ihr Wasser in den Bergen im Erdinneren gegen die Schwerkraft steigen. Man nennt dies Levitation, und es erfolgt vermutlich durch eine Sogkraft. Die Voraussetzung dafür scheint eine Spiralbewegung des Wassers zu sein, in deren Mitte ein Energiekanal entsteht, der das Wasser steigen lässt. Quellen, die diese Levitation vollziehen, werden artesische Quellen genannt. Ihr manchmal hunderte oder tausende Jahre altes Wasser ist qualitativ besonders hochwertig.

Die biochemische Beschaffenheit des Quellwassers ist von der Beschaffenheit des Bodens, der vom Wasser bis zur Quelle durchflossen wird, sowie vom Gestein unmittelbar an der Quelle abhängig. Deren Variationen bestimmen Qualität und Zusammensetzung des Quellwassers.

Gereinigtes Uferfiltrat

Zu den Oberflächengewässern gehören neben den Talsperren auch die Flüsse und Bäche. Aus ihnen kann Nutzwasser entnommen werden, allerdings muss es zuvor durch Bodenpassagen gereinigt werden. Das Wasser wird nach dem Durchfließen des Uferbodens aus Brunnen in der Nähe eines Fluss- oder Bachufers entnommen. Es wird dann als Uferfiltrat bezeichnet. Da das Flusswasser jedoch durch sorglose Entsorgungen in Bäche und Flüsse häufig verschmutzt oder vergiftet ist, reicht die natürliche Filterstrecke vom Ufer zum Brunnen oft nicht aus, die schädlichen Partikel aus dem Wasser zu entfernen, und das Brunnenwasser muss zusätzlich aufbereitet werden – mit den dabei auftretenden Nachteilen.

Die verschiedenen Arten des Trinkwassers

»Wir brauchen die Natur,
um unsere eigene Natur freizusetzen.«
DEEPAK CHOPRA

Der Pro-Kopf-Verbrauch des Wassers hat sich in den letzten 20 Jahren nicht mehr wesentlich verändert. 1950 betrug er 85 Liter, 1980 war er auf 130 Liter gestiegen. Im Jahr 2000 lag er immer noch bei etwa 128 Litern. Obwohl dies im Vergleich zu anderen Ländern ein niedriger Wert ist, besteht noch Einsparpotenzial.
Von der gesamten Menge werden nur 6,5 Liter getrunken und zum Kochen genutzt (4,4 Prozent), 15 Liter zum Geschirrspülen und Putzen (10,0 Prozent), 34,4 Liter zum Wäschewaschen (22,9 Prozent), 38,4 Liter für die Toiletten-Wasserspülung (25,6 Prozent), 53,6 Liter zum Baden und Duschen (35,8 Prozent) und etwa 2,1 Liter gehen durch tropfende Wasserhähne verloren (1,3 Prozent). Diese Zahlen sind allerdings in den verschiedenen Bundesländern unterschiedlich. So werden beispielsweise in Bayern im Durchschnitt täglich 136 Liter Wasser verbraucht.
Neben Leitungswasser, das im nächsten Kapitel ausführlich behandelt wird, gibt es folgende Trinkwasser-Arten:

- Quellwasser
- Mineralwasser

- Tafelwasser
- Heilwasser
- Meerwasser

Quellwasser

Quellwasser ist laut Mineral- und Tafelwasserverordnung ein mineralarmes Wasser (zumeist unter 1 Gramm Mineralien pro Liter), das an der Quelle abgefüllt worden sein muss.
Quellwasser gilt als das gesündeste Trinkwasser. Das erscheint auf den ersten Blick sehr logisch. Kommt es doch als Grundwasser frisch aus dem Erdreich gesprudelt und hat – wie artesische Quellen – oft eine jahrhunderte- oder jahrtausendelange »Filtrationsreise« im Erdreich hinter sich. Das bedeutet, es befinden sich so gut wie keine Schadstoffe darin und je nach Quelle mehr oder weniger viele »gesunde« Mineralien.
Aber nur wirklich reines, *mineralarmes* Wasser ist für die Erhaltung und Förderung Ihrer Gesundheit optimal. Puristen wie Dr. Norman Walker lehnten deswegen sogar Quellwasser ab, weil es zu viele Mineralien enthalte. Er empfahl destilliertes Wasser zum Trinken und führte sich selbst als Beweis für die positive Wirkung auf die Gesundheit an – er wurde über 100 Jahre alt (siehe »Dampfdestillation«, Seite 132). Nach Dr. Walker könnte beispielsweise der möglicherweise hohe Kalzium-Gehalt von Quellwasser bei langfristigem Genuss für den Organismus außerordentlich belastend sein.
Trotzdem erscheint Quellwasser im Vergleich zu anderen

Trinkwässern immer noch als das beste Getränk für die Gesundheit. Prof. Dr. Fritz-Albert Popp stellte bei Untersuchungen in seinem Institut in Kaiserslautern fest, dass nach der Zugabe von Quellwasser bei Pflanzenkeimen die Photonenabgabe doppelt so intensiv war wie bei der Zugabe von Leitungswasser (Photonen sind Lichtpartikel). Das bedeutet, dass Quellwasser mehr Lebenskraft in sich birgt als Leitungswasser. Man könnte in diesem Zusammenhang von Wasserquellen als Lebensquellen sprechen. Allerdings hat nicht jeder Zugang zu frischem Quellwasser. Meist ist der Weg zur Quelle zu weit, um das Wasser selbst in Flaschen abzufüllen. Möglicherweise führt das Lebensmittelgeschäft bzw. der Getränkemarkt keine hochwertigen Quellwässer, oder die benötigten Mengen können – insbesondere bei großen Familien oder von alten Menschen – nicht nach Hause getragen werden. Es kann auch ganz einfach eine Geldfrage sein, denn große Mengen guten Quellwassers sind recht teuer.
Eine gute Alternative ist die Reinigung bzw. Vitalisierung von Trinkwasser, entsprechende Geräte gibt es auch für private Haushalte (siehe »Reinigung und Vitalisierung von Trinkwasser«, Seiten 122 ff.).

Quellwasser und Leitungswasser

Was ist der Unterschied zwischen einem guten Quellwasser und normalem Leitungswasser? Es sind die Inhaltsstoffe und die für den Menschen nützlichen Frequenzen – die Energien und Informationen, die das Wasser besitzt (siehe »Die drei Dimensionen Ihres Trinkwassers«, Seite 85 f). Sie werden dem Quellwasser auf seinem Weg durch

das Erdreich in Form von bestimmten Mineralien und Gesteinsinformationen aufgeprägt. Das Leitungswasser enthält zwar die gleichen Mineralien, aber je nach Herkunft (zum Beispiel bei Oberflächenwasser oder bei aufbereitetem Abwasser) häufig zusätzlich viele unerwünschte Inhaltsstoffe und deren Frequenzen.
Die Frequenzen der Mineralien hat das Wasser häufig verloren, weil sie durch den Transport in den Wasserleitungen zum Verbraucher gelöscht werden, zum Beispiel durch den hohen Leitungsdruck und die unphysiologische Strömung des Wassers. Dann ist es sinnvoll, das Wasser zu energetisieren bzw. zu vitalisieren, um seine Qualität zu verbessern (siehe Seiten 122 ff.).

Mineralwasser

Natürliches Mineralwasser stammt aus dem Grundwasser und wird direkt an der Quelle abgefüllt. Es ist also ebenfalls Wasser aus einer natürlichen Quelle, enthält jedoch meistens mehr Mineralstoffe als Quellwasser.
Mineralwässer mit mehr als 1500 Milligramm pro Liter Mineralstoffanteil werden Mineralwässer mit hohem Gehalt an Mineralien genannt, solche mit maximal 500 Milligramm pro Liter sind Mineralwässer mit geringem Anteil an Mineralien. Wenn der Gehalt an Mineralien nicht mehr als 50 Milligramm pro Liter beträgt, werden sie als Mineralwässer mit sehr geringem Gehalt an Mineralien bezeichnet.
Mit steigender Temperatur des Bodens und des Wassers erhöht sich die Lösungsfähigkeit des Wassers: Das Wasser

kann aus den durchflossenen Gesteinen mehr mineralische Stoffe lösen als bei geringerer Temperatur; dies geschieht ebenso bei zunehmendem Kohlendioxydgehalt. In Wasser gelöstes freies Kohlendioxyd reagiert mit den karbonhaltigen Gesteinen und bildet lösliche Hydrogenkarbonate. Entsprechend sind die Hauptbestandteile von Quellwässern Kalziumhydrogenkarbonat, Magnesiumhydrogenkarbonat, Eisenhydrogenkarbonat.
Mehrere Faktoren bestimmen die chemische Zusammensetzung der Mineralwässer:

- der Charakter der durchflossenen Gesteine und ihr Mineralgehalt (Art und Menge)
- der Sauerstoff- und Kohlendioxydgehalt des Bodens und des Niederschlagswassers
- die Temperatur der Erde und des Wassers
- die Zeit, in der das Wasser die Gesteine durchfließt
- der Charakter der Steine des Erdoberflächendurchbruchs an der Quelle

Die Vielzahl der Faktoren führt dazu, dass es zahlreiche unterschiedliche Mineralwässer-Zusammensetzungen gibt, die Sie kaufen oder in Kurbädern trinken können. Im Wasser befinden sich nicht nur Mineralien in ihrer molekularen Form, sondern auch gelöste Mineralien: Elektrolyte (Ionen). Der Unterschied dieser beiden Formen ist, dass die Elektrolyte von den menschlichen Zellen leicht aufgenommen werden können, während das bei den molekularen Formen wegen ihrer Größe kaum möglich ist. Außerdem werden die Elektrolyte für den Transport in die Zellen an Träger gebunden, zum Beispiel an Proteine. Aus diesem Grund ist es sinnvoll, auf den Etiketten der Mineralflaschen ihren Elektrolyt- bzw. Ionengehalt aufzuführen. Man unterscheidet zwischen negativ geladenen Ionen (Anionen) und positiv geladenen Ionen (Kationen).

Die wichtigsten im Wasser enthaltenen Elektrolyte (Ionen)

Kationen	**Anionen**
Aluminium	Arsen
Ammonium	Bromid
Barium	Carbonate
Eisen	Chloride
Kalium	Citrate
Kalzium	Fluoride
Kupfer	Hydrogenkarbonat
Lithium	Hydrogenphosphat
Magnesium	Jodide
Mangan	Nitrat
Natrium	Nitrit
Nickel	Phosphate
Rubidium	Silikat
Silber	Sulfate
Strontium	
Zäsium	
Zink	

Je nachdem, welche Elektrolyte überwiegen, werden die Wässer unterschiedlich bezeichnet:

Überwiegender Gehalt an	Bezeichnung der Wässer
Natriumchlorid	Salzwässer
Natriumsulfat	Glauberwässer
Natriumhydrogenkarbonat	Alkalische Wässer
Kalzium-Magnesium-Hydrogenkarbonat	Erdige Wässer
Kalziumsulfat	Sulfatische Wässer
Magnesiumsulfat	Bitterwässer

Natürliche Mineralwässer dürfen nach der Verordnung für natürliche Mineralwässer, Quellwässer und Tafelwässer (Mineral- und Tafelwasserverordnung vom 1. August 1984, letzte Änderung vom 21. Mai 2001) nicht bearbeitet werden. Die einzigen Ausnahmen sind:

- das Ausfiltern oder Oxydieren bestimmter den Geschmack oder die Optik beeinträchtigender Inhaltsstoffe (zumeist Eisen, Mangan oder Schwefelverbindungen)
- der teilweise oder vollständige Entzug der freien Kohlensäure durch ausschließlich physikalische Verfahren (zum Beispiel durch Herausquirlen)
- das Versetzen oder Wiederversetzen mit Kohlensäure

Durch diese Vorschriften wird verhindert, dass die Mineralwässer manipuliert werden, was zur Beeinträchtigung

der Gesundheit führen könnte. Allerdings werden immer mehr Mineralwässer mit Zitronenzusätzen usw. verkauft und vielfach als Trendwässer stilisiert.
Die nachfolgende Tabelle vergleicht die aktuellen Gehalte verbreiteter Mineralwässer mit den Grenzwerten der deutschen Trinkwasserverordnung. Die in den Mineralwässern enthaltenen Mineralstoffe übersteigen teilweise diese Grenzwerte, was nicht unbedingt als Nachteil zu werten ist. Es kommt darauf an, was mit dem Genuss des betreffenden Mineralwassers beabsichtigt wird. So kann beispielsweise ein hochgradig mineralhaltiges Wasser wie Staatl. Fachingen als Heilwasser getrunken werden. Als tägliches Trinkwasser ist Wasser hingegen prinzipiell umso gesünder, je weniger Mineralstoffe es enthält, wie in den Ausführungen zum Quellwasser schon gesagt wurde. Die Angaben befinden sich auf dem Flaschenetikett.

Mineralwasser und Leitungswasser

Der Konsum von Mineralwässern steigt ununterbrochen an. Der Hauptgrund hierfür ist, dass die Konsumenten annehmen, dass Mineralwässer weniger Schadstoffe und mehr Mineralien enthalten als Leitungswasser. Besonders die Mineralien werden von den Mineralwasserlieferanten immer wieder ausgelobt. Mineralwässer sollen vermutete oder vorhandene Mineraldefizite des Konsumenten ausgleichen.
Inwieweit unterscheidet sich die Trinkqualität von Mineralwässern und Leitungswasser wirklich?

- Die Trinkwasserverordnung schreibt bei Leitungswasser gewisse Grenzwerte für Mineralien fest; der Mineralgehalt der Mineralwässer ist nach oben hin unbegrenzt.
- Der Mineralstoffgehalt eines Mineralwassers ist durch genaue Analysen definiert und muss auf dem Flaschenetikett deklariert werden. Der Konsument kann also leicht nachsehen, was er trinkt. Die Mineralstoffzusammensetzung des Leitungswassers ist auf Grund seiner jeweiligen geologischen Herkunft sehr unterschiedlich und dem Konsumenten gewöhnlich nicht bekannt.
- Mineralwasser ist im Allgemeinen nicht als Dauertrinkwasser gedacht. Dafür ist das Leitungswasser vorgesehen, dessen Gesundheitswert durch Grenzwerte geregelt ist.
- Mineralwasser hat nicht nur einen den Mineralien zugeschriebenen Ernährungswert, sondern bei höherem Mineralstoffgehalt als Heilwasser auch einen spezifischen Heilwert. Leitungswasser hat nur einen allgemein gesunden Wert.
- Die Versorgung mit Leitungswasser ist durch die regionalen bzw. lokalen Wasserversorger gegeben; die Auswahl der Mineralwassermarken erfolgt auf Grund des Geschmacks, der Verfügbarkeit im Handel, des Markenimages, des vermuteten Gesundheitswertes, des Preises.

Vergleich verbreiteter Mineralwässer

	Grenzwert nach TrinkwVO mg/l	Adelholzener Classic mg/l	Apollinaris Classic mg/l	Evian mg/l	Staatl. Fachingen mg/l	Frankenbrunnen grün still mg/l	Gerolsteiner mg/l	Überkinger still mg/l	Vittel mg/l	Volvic mg/l
Kationen:										
Ammonium	**0,5**				0,78					
Barium	**1**									
Kalzium	**400**	69,8	100	78	99,0	284,2	348	20	91	11,5
Kalium	**12**	1,1	20	1	14,5	10,0	11			6,2
Lithium					0,65					
Magnesium	**50**	31,0	130	24	60,5	71,7	108		19,9	8,0
Mangan	**0,05**				0,32	< 0,05				
Natrium	**150**	10,0	410	5	574	119,9	118	1090	7,3	11,6
Strontium					0,4					
Anionen:										
Bromid					0,17					
Chlorid	**250**	22,5	100	4,5	129	208,5	40	100		13,5
Fluorid	**1,5**	0,22			0,3	< 0,3		3		
Hydrogenkarbonat		330	1810	357	1854	388,6	1816	1480	258	71
Iodid					0,014					
Nitrat	**50**	0,11		3,8	nicht nachweisb.	< 2				
Silizium										31,7
Sulfat	**240**	23,1	80	10	37,0	641,0	38	1110	105	8,1

Wie lebensnotwendig sind Mineralien im Trinkwasser?

Vor Jahren, als Flüsse und Bäche noch die Müllkippe von Industrie, Landwirtschaft und Haushalten waren, suchten verzweifelte Konsumenten nach Alternativen zum Leitungswasser und fanden sie im Mineralwasser. Bei diesem Wasser, das aus den geschützten Tiefen des Gesteinsuntergrundes kommt, fühlten sie sich sicher vor den unerwünschten Inhaltsstoffen des Leitungswassers. Da dieser Trend immer stärker wurde und weil er von der Mineralwasserindustrie gefördert wurde, entstand mit der Zeit ein neuer Wirtschaftszweig: die Flaschen-Mineralwasser-Industrie. Weil dieser Wirtschaftszweig wie jeder andere von kommerziellen Interessen und Notwendigkeiten regiert wird, entbrannte mit der Zeit ein Kampf um Umsatzzuwächse und Konsumenten. Das führte zu manchmal grotesken Werbekampagnen mit zum Teil absurden Argumenten, die nichts mehr mit dem Produkt zu tun hatten, sondern nur noch mit Kundenfang.

Eines der seriöseren Argumente war, die im Wasser enthaltenen (anorganischen) Mineralien als lebensnotwendig darzustellen. Doch darüber streiten sich die Wissenschaftler – und der Streit geht eher zu Ungunsten der anorganischen Mineralien aus.

Der menschliche Organismus »lebt« unter anderem von Mineralien. Diese Mineralien zerfallen in Flüssigkeiten in ihre Elektrolyte, diese werden in den Elektrolythaushalt des Körpers aufgenommen und dort in vitalen Prozessen wie dem Stoffwechsel und der Regelung des Wasserhaushaltes umgesetzt.

Mineralien sind also für den Organismus und seine Funktionen lebensnotwendig. Nimmt der Mensch sie mit Getränken oder mit fester Nahrung zu sich, dann müssen sie – um in die Zellen aufgenommen zu werden und um ihre Funktionen zu erfüllen – bioverfügbar sein. Bioverfügbar sind Mineralien bzw. ihre Elektrolyte aber nur, wenn sie zum Transport in die Zellen und Gewebe an Trägerstoffe gebunden sind, beispielsweise Aminosäuren. Mineralien in pflanzlichen und tierischen Lebens- oder Nahrungsmitteln sind an Proteine gebunden, man nennt sie dann entsprechend »organisch gebunden«. Organisch gebundene Mineralien bzw. Elektrolyte sind bioverfügbar. Sie können von Zellen aufgenommen und verstoffwechselt werden.

Anders ist die Situation bei den Mineralien bzw. Elektrolyten im Wasser. Dies sind aus dem Gestein herausgelöste Elemente, die in einer anorganischen bzw. noch nicht organisch gebundenen Form vorliegen. Sie müssen vom Organismus noch bioverfügbar gemacht werden, was für ihn Material- und Energieverbrauch bedeutet. Die im Wasser enthaltenen anorganischen Mineralien benötigen also eine gewisse »Bearbeitung« (Chelatierung), bevor sie biologisch genutzt werden können.

Diese Bearbeitung erfolgt nicht bei allen getrunkenen Mineralien. Ein Teil von ihnen passiert die Darmwand in unchelatierter Form und gelangt so ins Blut. Wenn die Zellen diese für ihre Bedürfnisse ungeeigneten Materialien nicht durch die Zellmembranen passieren lassen, werden sie im Bindegewebe oder in anderen weniger lebensnotwendigen Geweben und Organen deponiert, wie zum Beispiel im Fettgewebe oder in den Gelenken. Wenn die deponierten anorganischen Mineralien nicht mit der

Zeit vom Organismus ausgeschwemmt werden, können sie zu Funktionsblockaden oder Entzündungen führen. Es ist also kritisch zu sehen, wenn die Mineralwässer-Industrie betont, die im Mineralwasser enthaltenen (anorganischen) Mineralien seien für den menschlichen Stoffwechsel lebensnotwendig. Dies trifft eher auf organisch gebundene Mineralien in pflanzlichen und tierischen Lebensmitteln zu. Wirklich lebensnotwendig ist ein Wasser, das möglichst frei von Mineralien ist, das durch seine Energien und Informationen vital ist und das im Organismus abgelagerte Schlackenstoffe binden und ausschwemmen kann. Das ist das Trinkwasser, das Sie brauchen.

Tafelwasser

Tafelwasser ist laut Mineral- und Tafelwasserverordnung ein künstliches Mineralwasser, das heißt ein Quell- oder Leitungswasser, das mit Kohlenstoffdioxyd, Kochsalz, Meersalz, Mineralwasser, doppeltkohlesaurem Natron, Salzwasser oder Soda versetzt worden sein kann. Es kann überall abgefüllt werden. Das Etikett gibt weder über seine geografische Herkunft noch über seine chemische Zusammensetzung Auskunft, diese können von Liefercharge zu Liefercharge variieren.

Heilwasser

Heilwasser ist ein Mineralwasser aus einer natürlichen Kalt- oder Thermalquelle. Es wird direkt an der Quelle abgefüllt. Sein Gesamtgehalt an gelösten Mineralstoffen muss mindestens 1000 Milligramm pro Liter betragen, oder es muss einzelne charakteristische Stoffe (zum Beispiel Kohlenstoffdioxid, Fluorid oder Jodid) in bedeutsamen Konzentrationen enthalten.

Der Unterschied zu »normalem« Mineralwasser ist, dass man von Heilwasser hinsichtlich Verhütung, Linderung und Beseitigung von Erkrankungen nachweisbare medizinische (Heil-)Wirkungen erwarten kann. Deshalb unterliegen Heilwässer im Gegensatz zu Mineralwässern nicht dem Lebensmittelrecht, sondern der Heilmittelverordnung bzw. dem Arzneimittelgesetz. Sie müssen durch das Bundesgesundheitsamt zugelassen werden.

Ein Mineralwasser darf nur als Heilwasser deklariert werden, wenn seine therapeutische Wirksamkeit hinsichtlich der angegebenen Heilanzeigen nachgewiesen ist. Dies kann durch ein Gutachten eines balneologischen Instituts oder eines anerkannten Balneologen geschehen. Außerdem müssen die physikalisch-chemischen Eigenschaften des Wassers den geltenden »Begriffsbestimmungen für Kurorte, Erholungsorte und Heilbrunnen« entsprechen.

Heilwässer werden normalerweise als Kur verabreicht, können aber auch zu Hause getrunken werden – ein Trend, den die Heilwasserbrunnen kommerziell nutzen. Sie sind – anders als Mineralwässer – kein Ersatz für Leitungstrinkwasser und dienen auch nicht zur Behebung von Mineralstoffmängeln, sondern sollen einen therapeutischen Effekt haben. Darum sollte man sie nur über einen begrenzten Zeitraum trinken und nur auf Anordnung eines Therapeuten.

Für die Beurteilung und Verordnung von Heilwässern sind die *mengenmäßigen* Anteile der im Wasser enthaltenen Mineralien bzw. ihrer Elektrolyte offensichtlich weniger entscheidend als *ihr Verhältnis untereinander.* Dieses Verhältnis bestimmt den »Charakter« des Heilwassers bzw. Mineralwassers. Folglich werden die Heilwässer nach dieser Charakteristik eingeteilt.

Meerwasser

Meerwasser enthält – wie Meersalz – neben Natriumchlorid über 30 weitere Mineralstoffe und Spurenelemente. Ihre Gesamtkonzentration beträgt stolze 3,5 Prozent. Für die Wirkungen des Meerwassers auf den menschlichen Organismus ist nicht das Natriumchlorid allein zuständig, sondern das ganze Spektrum der im Meerwasser enthaltenen Mineralien, die vom Kochsalz gänzlich abweichende Wirkungen hervorrufen.
Die mineralische Zusammensetzung des Meerwassers hat eine gewisse Ähnlichkeit mit derjenigen des menschlichen Blutserums, einzelne Stoffe weichen jedoch stark davon ab (Fluor, Magnesium, Hydrogenkarbonat).
Viele Ärzte warnen vor dem Genuss von Meerwasser wegen seiner starken Mineralisierung. Meerwasser steht im Verdacht, zur Entwässerung der Zellen und damit zum Tod zu führen. Dies beweisen die Schicksale zahlreicher Schiffbrüchiger, die, um ihren brennenden Durst zu löschen, Meerwasser tranken.
Trotzdem wird in der Meerwassertherapie (Thalassotherapie) Meerwasser getrunken, denn empirische Befunde

beweisen, dass Meerwasser tatsächlich therapeutische Wirkungen hat. Der Körper neigt dazu, alle Funktionen, also auch den Mineralhaushalt, konstant zu halten. Wenn durch das Meerwasser ein Überschuss an Mineralien entsteht, tritt daher eine Gegenreaktion ein: Der Körper entfernt einen Großteil der Stoffe und Elektrolyte. Auf dieser Grundlage sind Trinkkuren mit Meerwasser (unter ärztlicher Aufsicht!) zu beurteilen: Sie sind Reiztherapien, die den Organismus veranlassen, den Mineralhaushalt in der Balance zu halten und den Wasserhaushalt zu trainieren.

Für den Einsatz von Meerwasser als Heilmittel wird eine breite Indikationspalette angegeben. Meerwasser übt besonders durch das Natriumchlorid lokale Wirkungen auf Mund-, Rachen-, Magen- und Darmschleimhäute aus (Sekretionssteigerung und Harmonisierung der Säureproduktion), zieht im Darm Wasser an und führt so zu einer stärkeren Darmfüllung (Abführwirkung), steigert die Galleproduktion und fördert die Galleausschüttung. Ein Bluthochdruck kann eventuell durch die im Meerwasser enthaltenen Gegenspieler des Natriums, das sind Kalzium, Kalium und Magnesium, gesenkt werden. Wahrscheinlich ebenfalls durch die Antagonisten kann die Harnausscheidung angeregt werden. Darüber hinaus können Meerwassertrinkkuren bei nervösen Zuständen, hormonellen Störungen, allergischen Erkrankungen und einer Vielzahl weiterer Krankheiten angezeigt sein.

Nicht unerwähnt bleiben soll allerdings die zunehmende Verschmutzung der Weltmeere. Diese Schadstoffe sind sicherlich zum Teil im Meersalz wiederzufinden.

Ihr Leitungswasser – Ihr Trinkwasser

»Alles wird durch Wasser geboren,
alles wird durch Wasser erhalten.«
JOHANN WOLFGANG VON GOETHE

Die deutsche Trinkwasserverordnung

Das aus Oberflächenwasser (einschließlich Uferfiltrat) und Grundwasser (einschließlich Brunnen- und Quellwasser) gewonnene Wasser wird Rohwasser genannt. Es ist die Vorstufe des Leitungswassers. Nachdem es – wenn notwendig – in den Wasserwerken aufbereitet worden ist, gelangt es als Leitungswasser zu seinen Nutzern und Verbrauchern, unter anderem zu den privaten Haushalten. Obwohl nur etwa zwei bis vier Prozent des Leitungswassers als Trinkwasser genutzt werden, muss laut Gesetz das gesamte Leitungswasser in Trinkwasserqualität geliefert werden. Es muss der Novellierung der deutschen Trinkwasserverordnung vom 1. Januar 2003 entsprechen.

Die Trinkwasserverordnung soll die menschliche Gesundheit vor nachteiligen Einflüssen, die sich aus der Verunreinigung von Wasser ergeben können, schützen. Eine Gefährdung der Gesundheit des Menschen durch infektiöse Keime oder durch toxische Stoffe soll ausgeschlossen sein.

Das Lebensmittel- und Bedarfsgegenständegesetz vom 9. September 1997 regelt die Trinkwasserbeschaffenheit, ohne Trinkwasser namentlich zu erwähnen. Laut § 8 über die Verbote zum Schutz der Gesundheit ist es untersagt, »Lebensmittel für andere derart herzustellen oder zu behandeln, dass ihr Verzehr geeignet ist, die Gesundheit zu schädigen«, und »Stoffe, deren Verzehr geeignet ist, die Gesundheit zu schädigen, als Lebensmittel in den Verkehr zu bringen«.

Dass Trinkwasser ein »Lebensmittel« ist, geht aus der Trinkwasserverordnung hervor, die die Beschaffenheit und Überwachung von Trinkwasser und Wasser für Lebensmittelbetriebe konkretisiert. Die Trinkwasserverordnung vom 21. Mai 2001 (die am 1. Januar 2003 in Kraft trat) regelt im ersten und zweiten Abschnitt die Trinkwasserbeschaffenheit in Form von Richt- und Grenzwerten sowie die Modalitäten der Trinkwasseraufbereitung. Trinkwasser muss von mikrobiologischen Keimen frei sein und darf nur zugelassene Inhaltsstoffe enthalten. Es gibt erlaubte Inhaltsstoffe und unerwünschte, die akut toxisch oder allergisch wirken können oder die bei längerer Aufnahme Krebs erregend oder erbgutschädigend wirken können. Deshalb dürfen Stoffe nur in solchen Konzentrationen im Trinkwasser enthalten sein, die für die menschliche Gesundheit keine Bedrohung darstellen.

Kenngrößen, Richtwerte und Grenzwerte für chemische Stoffe im Trinkwasser, gültig für die Bundesrepublik Deutschland	
	Grenzwert mg/l
Aluminium	0,2
Ammonium	0,5
Antimon	0,005
Arsen	0,01
Barium	1
Blei	0,01
Bor	1
Chlorid	250
Chrom	0,05
Cyanid (Zyanid)	0,05
Eisen	0,2
Fluorid	1,5
Kadmium	0,005
Kalium	12
Kalzium	400
Kjeldahl-Stickstoff	1
Kupfer	2
Magnesium	50
Mangan	0,05
Natrium	150
Nickel	0,05
Nitrat	50

Nitrit	0,1
Phenole	0,0005
Phosphor	6,7
Quecksilber	0,001
Selen	0,01
Silber	0,01
Sulfat	240
Zink	5
Polycyclische aromatische Kohlenwasserstoffe – Fluoranthen - Benzo-(b)-Fluoranthen - Benzo-(k)-Fluoranthen - Benzo-(a)-Pyren - Benzo-(ghi)-Perylen - Indeno-(1, 2, 3-cd)-Pyren	Insgesamt 0,0002
Organische Chlorverbindungen - 1, 1, 1-Trichlorethan - Trichlorethen - Tetrachlorethen - Dichlormethan - Tetrachlormethan	Insgesamt 0,01 0,003
Organisch-chemische Stoffe zur Pflanzenbehandlung und Schädlingsbekämpfung einschließlich ihrer toxischen Hauptabbauprodukte und polychlorierte, polybromierte Biphenyle und Terphenyle	Einzelne Substanz 0,0001 Insgesamt 0,0005

Das ideale Trinkwasser

Die Trinkwasserverordnung gibt an, welche Höchstbelastungen dem Trinkwasser nach dem derzeitigen Stand der Wissenschaft (und des Kommerzes) zugemutet werden dürfen. Aber wie sollte das ideale Trinkwasser beschaffen sein? In Anlehnung an die bioelektronische Wasseranalyse nach Professor Vincent (siehe »Krank durch Wasser«, Seiten 186 f.), beschreibt Dr. Kokoschinegg das ideale Trinkwasserprofil wie folgt:

- Temperatur: 8 bis 12°C
- Nitrate: weniger als 10 mg
- Nitrite: keine
- Chloride: weniger als 30 mg/l
- Sulfate: weniger als 60 mg/l
- Gesamthärte: weniger als 18 Grad
- Schwermetalle: keine
- pH-Wert: 7
- Phosphat: weniger als 1 mg/l

Dem könnte noch hinzugefügt werden: Je reifer (das heißt je kristalliner) das Wasser ist, je weniger Zusätze es hat (beispielsweise keinen Zitronengeschmack oder Kohlensäure), je geringer sein Mineralgehalt ist, je bessere bioelektronische Werte nach Vincent es hat und je weniger lange es gelagert ist, desto besser ist es. Und: Das Wasser sollte kühl, klar, farblos, ohne Geruch und ohne unangenehmen Geschmack sein.

Mögliche Inhaltsstoffe des Trinkwassers

Nach der wissenschaftlichen Formel ist Wasser H_2O. Dies ist aber eine Illusion, denn Wasser enthält immer eine Vielzahl mikrobiologischer oder chemischer Inhaltsstoffe. Mit jedem Schluck Wasser nehmen wir zusätzlich zu den Wasserstoff- und Sauerstoffatomen eine Vielzahl chemischer Stoffe und Mineralien auf, die nur in seltenen Fällen als Nährstoffe gelten können. Meistens belasten sie den Organismus und fordern seine Reaktionen heraus. Wenn diese Stoffe nicht im Körper entgiftet und ausgeschieden werden können, können unspezifische und spezifische Erkrankungen sowie vorzeitiges Altern die Folge sein.

Die toxischen und/oder allergischen Folgen hängen von der Regulationsfähigkeit des Körpers ab, die wiederum konstitutions- und altersabhängig ist. Wissenschaftlich konnten bisher nur wenige Kausalverbindungen nachgewiesen werden. Doch wie schnell sich die Aktualität des Wissens ändert, ist hinreichend bekannt; so lastete man bis vor kurzem noch dem Natrium den Bluthochdruck an, inzwischen glaubt man im Kalium den Übeltäter gefunden zu haben.

Die wenigen erforschten und anerkannten Kausalbeziehungen sind wahrscheinlich nur die Spitze des Eisbergs, besonders wenn man die energetischen und informationellen Eigenschaften des Wassers bedenkt (siehe »Die drei Dimensionen Ihres Trinkwassers«, Seiten 85 ff.). Die Dunkelziffer der Krankheiten, die durch Schadstoffe hervorgerufen werden, ist hoch. Diese Krankheiten laufen zum Teil allgemein unter »umweltbedingten Krankheiten«, viele haben auch das Etikett »Erkrankung unbekannter Ursache«. Eine konkrete Aussage über Schadstoffwirkungen zu treffen, ist deshalb schwierig.

Am bekanntesten ist die ganzheitlich auftretende so genannte Bindegewebsverschlackung, die durch Ablagerung anorganischer Mineralien und nicht ausgeschiedener Schadstoffe entsteht.

Neben den toxischen oder schädlichen Inhaltsstoffen enthält Wasser auch lebensnotwendige (essenzielle) Mineralstoffe, die der Organismus nicht selbst herstellen kann, die aber organisch gebunden sein sollten. Diese unterteilt man in Mengenelemente, von denen im Durchschnitt mehr als 50 Milligramm pro Kilogramm Körpergewicht vorkommen, und Spurenelemente, von denen weniger als 50 Milligramm pro Kilogramm Körpergewicht vorkommen.

Essenzielle Mineralstoffe		
Mengenelemente	**Spurenelemente**	
Magnesium	Chrom	Molybdän
Chlor	Eisen	Nickel
Kalium	(Fluor)	Selen
Kalzium	Jod	Silizium
Natrium	Kobalt	Vanadium
Phosphor	Kupfer	Zinn
Schwefel	Mangan	Zink

Aluminium

Die tägliche Aluminiumaufnahme beträgt nach Schätzungen 9 bis 14 Milligramm. Die normalerweise im Körper angereicherte Menge beträgt ca. 300 Milligramm, sie scheint nur wenig zu den physiologischen Abläufen beizutragen.

Die Aluminiumlöslichkeit ist in neutralem Wasser gering. Daher ist die Aluminiumkonzentration im Trinkwasser ebenfalls gering. Der Grenzwert von 0,2 Milligramm pro Liter kann normalerweise problemlos eingehalten werden.

Bedingt durch den sauren Regen und die Reaktion des Aluminiums mit anderen Mineralien im Boden, kann jedoch das Rohwasser überhöhte Werte enthalten, die von den Wasserwerken reduziert werden müssen. Andererseits setzen Wasserwerke oft Aluminiumsalze zum Ausfällen von Phosphaten in Abwässern ein. Über den Einfluss geringer Aluminiummengen auf die menschliche Gesundheit ist nichts Gesichertes bekannt. In den homöopathischen Arzneimittellehrbüchern finden sich unter »Aluminium« allerdings eine Vielzahl von Symptomen, die bei Gesunden mit homöopathischen Verdünnungen von Aluminium erzielt wurden. Man kann auf Grund der homöopathischen Potenzierungen zwar keine direkten Vergleiche zu möglichen Schäden durch Aluminium im Trinkwasser ziehen, aber die Tatsache, dass homöopathisches Aluminium Symptome hervorruft, sollte uns nachdenklich machen.

Ammonium

Der Körper erhält durch die Ernährung offensichtlich genügend Ammonium. Über mögliche Schäden durch Ammonium im Trinkwasser liegen keine Ergebnisse vor.

Antimon

Die Antimon-Toxizität ist noch nicht endgültig geklärt. Einen Hinweis auf eine Giftwirkung des Antimons gibt uns vielleicht ein prominenter Verstorbener: Napoleon Bonaparte. Die historische Überlieferung, er sei an einer Arsenvergiftung gestorben, wird neuerdings angezweifelt. Man vermutet heute, dass er eine Antimon-Medikation nicht überlebt hat.

Arsen

Arsen gilt als toxischer Stoff. Es ist noch ungeklärt, ob er in kleinen Mengen essenziell ist. Jedenfalls enthalten Nahrungsmittel und Trinkwasser wegen seiner Allgegenwärtigkeit ständig Spuren, oft organisch gebunden. Da geologisch bedingte Arsengehalte in Deutschland selten sind, ist der Grenzwert von 0,01 Milligramm pro Liter immer gut einzuhalten. Eine regelmäßig überhöhte Aufnahme von Arsen kann jedoch zu Schädigungen des zentralen Nervensystems und der Haut führen. Lungen- und Hautkrebs werden als Folge einer langfristigen Belastung diskutiert.

Asbest

Asbest ist in der Trinkwasserverordnung nicht aufgeführt, es darf im Trinkwasser nicht enthalten sein. Aber es gibt unterschiedliche Möglichkeiten, wie Asbest ins Trinkwasser geraten kann:

- Asbest gerät durch Verwitterung aus natürlichen Vorkommen ins Oberflächen- oder Grundwasser.
- Asbest wird durch die Lösungseigenschaften des Wassers aus Asbestzementrohren herausgelöst und gerät ins Trinkwasser.
- Asbest gerät durch menschliche Aktivitäten in die Atmosphäre und damit ins Oberflächen- und Grundwasser.

Zwar steht Asbest im Verdacht, Krebs erregend zu sein, aber es gibt auf Grund der langen Latenzzeit des Stoffes noch keine gesicherten Beweise, dass Asbest im Trinkwasser tatsächlich Krebs verursacht. Der Verdacht sollte jedoch zur Vorsicht mahnen.

Atrazin

Atrazin ist ein so genanntes Pflanzenschutzmittel, ein Herbizid, eingesetzt hauptsächlich beim Maisanbau und zur Vernichtung von Wildkräutern. Seit 1990 ist es verboten. In Trinkwasseranalysen finden sich immer wieder Werte, die nahe an den Grenzwert für Herbizide herankommen oder ihn übersteigen: 1990 wurden die Grenzwerte der Pflanzenbehandlungs- und Schädlingsbekämpfungsmittel (PSM) bei etwa einem Drittel der Wasserversorgungsanlagen überschritten, überwiegend durch Atrazin und sein nicht minder giftiges Abbauprodukt Desethylatrazin. Da beide langsam ins Grundwasser sickern, wird das wohl in naher Zukunft nicht besser werden.
Atrazin kann in hoher Dosierung bei Tieren das Erbgut schädigen, Krebs erzeugen oder gar tödlich wirken. Eine

gesundheitsschädigende Wirkung auf Menschen ist noch nicht nachgewiesen, aber wahrscheinlich.
Da die Grenzwerte für Pflanzenbehandlungs- und Schädlingsbekämpfungsmittel für das Trinkwasser und nicht für das Grundwasser festgelegt sind, stellen sie für Produktion, Vermarktung und Einsatz kein Problem dar.

Blei

Der Bleigrenzwert liegt bei 0,01 Milligramm pro Liter. Blei stellt eine der großen potenziellen Gesundheitsgefährdungen dar, die im Trinkwasser lauern. Noch etwa 10 Prozent aller Wasserleitungsrohre der Bundesrepublik sind – besonders in den älteren Wohnhäusern – Bleirohre.
Trinkwasser enthält im Durchschnitt 0,017 Milligramm Blei pro Liter; läuft es durch Bleirohre, kann sich der Bleigehalt durch Herauslösen von Blei-Ionen auf 0,02 bis 0,2 Milligramm pro Liter erhöhen. Dieses Herauslösen passiert bei weichem Wasser eher; hartes Wasser kann in den Bleirohren Bleikarbonat bilden, das die Rohre beschichtet und Ablösungen verhindert.
Besonders gesundheitsgefährdend ist das so genannte Stagnationswasser – das Wasser, das zum Beispiel über Nacht in der Blei-Wasserleitung stehen geblieben ist. Es kann morgens bei der ersten Entnahme eine Konzentration bis zu 0,3 Milligramm pro Liter aufweisen, was erheblich über dem zulässigen Trinkwassergrenzwert liegt. Bewohner von Altbauten mit Bleirohren sollten daher vorsichtshalber das Leitungswasser morgens eine Zeitlang ablaufen lassen.
Da Kleinkinder die fünffache Bleiresorptionsrate von Er-

wachsenen haben, ist diese Menge bei Kleinkindern und Schwangeren nicht tolerierbar.

Mit haushaltsgängigen Trinkwasserreinigungsgeräten wie den Umkehrosmose-Geräten und der Dampfdestillation kann die Bleikonzentration im Trinkwasser um ca. 97 Prozent reduziert werden (siehe Seite 130).

Blei ist schon in Mikrogrammkonzentrationen giftig. Mögliche Folgen sind:

- bei Föten, Säuglingen und Kleinkindern Entwicklungsstörungen des Gehirns mit unheilbaren Einbußen von Intelligenz sowie Lern- und Konzentrationsfähigkeit
- bei Kindern und Erwachsenen Funktionsstörungen des Nervensystems mit den oben beschriebenen Folgen, zusätzlich sind Kopfschmerzen und Schlafstörungen möglich

Chlor

Chlor wird dem Wasser als Desinfektionsmittel zum Abtöten von Bakterien und Keimen zugesetzt. Die Wasserwerke achten bei der Chlorierung im Allgemeinen auf die Einhaltung des Grenzwertes. Doch manchmal heiligt der Zweck, das Trinkwasser hygienischer zu machen, das Mittel: Es wird zu viel Chlor zugesetzt. Wenn wir Chlorgeruch und Chlorgeschmack im Trinkwasser wahrnehmen können, kann die darin enthaltene Chlormenge ausreichen, in Magen und Darm befindliche lebensnotwendige Bakterien zu zerstören. Schwere Verdauungsstörungen mit daraus folgendem Vitaminmangel können entstehen. Bei zu intensiver Chlorierung kann außerdem das Trinkwasser mit Mineralsalzen überschwemmt werden – dies birgt Risiken für Herz-Kreislauf-Patienten. Darüber hinaus kann Chlor in Verbindung mit organischen Substanzen Krebs erregende Stoffe bilden.

Chrom

Der Grenzwert beträgt 0,05 Milligramm pro Liter, der tägliche Chrombedarf liegt bei 0,05 bis 0,2 Milligramm. Mit dem Trinkwasser wird ein großer Teil aufgenommen.
Die Wissenschaftler sind sich nicht ganz einig, ob Chrom ein lebensnotwendiges Element ist oder ein toxisches. Vermutlich ist es im Normalbereich förderlich, kann aber auch – wie fast jedes Element, wenn es extrem erhöht vorkommt, giftig wirken.

Eisen

Eisen ist ein essenzielles Spurenelement. Je nach Bindungsform des Eisens und Zusammenstellung der Nahrung ist eine Eisenzufuhr von 5 bis 28 Milligramm pro Tag notwendig. Davon werden nur etwa 20 Prozent aus dem Darm in den Körper aufgenommen. Bei einseitiger Ernährung tritt leicht Eisenmangel auf, bei einer Stoffwechselentgleisung kann es vorkommen, dass Eisen nicht bioverfügbar ist. Beides kann sich in Konzentrationsschwäche und allgemeiner Mattigkeit äußern.
Der Eisengehalt des Trinkwassers ist je nach seiner Herkunft aus dem Grundwasser (mehr) oder Oberflächenwasser (weniger) unterschiedlich. Bei Eisengehalten in Höhe des Grenzwertes von 0,2 Milligramm pro Liter tritt ein unangenehmer metallischer Geschmack auf. Schon deshalb ist es erlaubt, eisenhaltiges Trinkwasser und auch Mineralwasser zu enteisen.

Eisen kann sich im Körper anreichern. Daher kann es sich bei wiederholter Einnahme zu Mengen addieren, die toxisch wirken können.

Fluorid

Fluorid wird in geringen Mengen zur Knochen- und Zahnschmelzbildung benötigt. Deshalb setzen einige US-amerikanische Staaten und die Schweiz dem Trinkwasser Fluorid zu. Eine Kariesprophylaxe wird bei einer täglichen Fluoridaufnahme von 1,5 bis 2,5 Milligramm erreicht. Das Problem ist, dass bei diesem Salz der Fluorwasserstoffsäure die therapeutische Wirkung und die schädigende Wirkung nahe beieinander liegen. Deshalb ist die »Zwangsfluoridierung« beim Trinkwasser sehr umstritten. Schon eine geringe Überschreitung der optimalen Menge führt zu fleckigem Zahnschmelz und Brüchigkeit der Zähne, größere Überschreitungen (über 8 Milligramm pro Tag über einen längeren Zeitraum) zu systematischen Schäden des Organismus wie Knochen- und Skelettveränderungen sowie neurologischen Erkrankungen, weil Fluorid zu Eisen- und Kalziummangel führen kann. Bei der Mehrzahl der Trinkwässer liegt der Fluoridanteil weit unter dem Grenzwert von 1,5 Milligramm pro Tag. Da einige Mineralwässer aber hohe Fluoridanteile enthalten, sollte beim Kauf auf eine entsprechende Deklarierung geachtet werden: Ab einem Fluoridgehalt von 1,5 Milligramm pro Liter ist die Deklarierung auf dem Etikett Gesetz.

Kadmium

Der Trinkwassergrenzwert von 0,005 Milligramm pro Liter wird im Allgemeinen unterschritten. Erwähnenswerte

Belastungen treten nur auf, wenn aus Stahlwasserrohren mit Auskleidungen von Zink-Kadmium-Legierungen Kadmium ins Wasser gerät. Bei Belastungsverdacht empfiehlt sich eine Analyse des Trinkwassers, und auch hier bieten Trinkwasserreinigungsgeräte die Möglichkeit, das Risiko zu senken. Kadmium kann sich in Leber, Nierenrinden, Schilddrüse und Knochen anreichern.

Kalium

Der tägliche Kaliummindestbedarf beträgt ca. 0,8 Gramm, empfohlen werden 3 bis 4 Gramm täglich. Man könnte meinen, dass diese Menge bei einer gesunden Mischkost gesichert ist. Kalium wird aber von 80 Prozent der Bevölkerung sehr schwer verwertet. Bei einer Stoffwechselstörung kann es nicht bioverfügbar gemacht werden, dann bleibt der Kaliumspiegel oft zu niedrig.

Der Grenzwert im Trinkwasser beträgt 12 Milligramm pro Liter. Überhöhte Werte weisen auf Kaliabwässer und im Verbund mit Natriumüberschuss auf fäkale Abfallstoffe hin.

Kalzium

Der Kalziumgrenzwert des Trinkwassers liegt bei 400 Milligramm pro Liter, der Kalziumgehalt der Haare laut Bundesgesundheitsamt bei 400 Milligramm pro Kilogramm.

Ausgerechnet beim Kalzium sind sich die Wissenschaftler über die Toleranzschwelle uneinig. Während die einen darauf hinweisen, dass eine überschüssige Kalziumzufuhr vom Körper nicht verwertbar ist, was bei circa 70 Prozent vorkommt, behaupten andere, vor allem ameri-

kanische Ärzte, dass eine überhöhte Kalziumzufuhr zu »Verkalkungen« von Blutgefäßen und Gehirn führt.
Unabhängig von diesem Streit ist die Nutzung des Kalziums von Wechselwirkungen mit anderen Mineralien im Körper abhängig, was bei der Festlegung von Grenzwerten nicht berücksichtigt werden kann.

Kupfer

Der Grenzwert für Kupfer im Trinkwasser liegt bei 2 Milligramm pro Liter. Dieser Wert wird von den Wasserwerken normalerweise eingehalten. Das Trinkwasser aus Kupferrohren kann jedoch bei sehr weichem und saurem Wasser, aber auch bei sehr hartem Wasser, leicht bis stark erhöhte Werte aufweisen. Bei einem Leitungswasser-pH-Wert von über 7,4 sind Kupferrohre unproblematisch; liegt der pH-Wert darunter, sollte man den Kupfergehalt des Trinkwassers überprüfen lassen. Dies ist auch bei eigenen Hausbrunnen angezeigt.
Da sich Kupfer im Organismus anreichert, steigt die Gefahr einer Kupfervergiftung, obwohl Kupfer an sich ein essenzielles Spurenelement ist. Hier droht Säuglingen und Schwangeren Gefahr – besonders Säuglinge sind bei längerer zu hoher Kupferaufnahme gefährdet. Leider ist die Stoffwechselstörung, die durch einen zu hohen Kupferspiegel – eventuell auf der Basis einer genetischen Störung – entsteht, erst bei Ausbruch der Erkrankung erkennbar. Bis dahin sind die Säuglinge symptomlos. Durch die Leberstoffwechselstörung wird das Kupfer nicht mehr ausreichend ausgeschieden und reichert sich dann im Körper an. Deswegen wird von Ärzten empfohlen, Säuglingsnahrung mit Mineralwasser zuzubereiten, auf jeden

Fall mit einwandfreiem Trinkwasser. Auch Jugendliche und Erwachsene, bei denen überhöhte Zellkupferwerte festgestellt wurden, sollten sich an diese Empfehlung halten.

Magnesium

Die Tagesaufnahme von Magnesium beträgt etwa 300 bis 400 Milligramm, was im Allgemeinen durch die Ernährung gesichert ist. Der Grenzwert im Trinkwasser liegt bei 50 Milligramm pro Liter. Angesichts der Gesamt-Magnesiumaufnahme mit der Ernährung ist die Aufnahme von Magnesium durch das Trinkwasser problemlos. Magnesium dämpft die Erregbarkeit von Nervenzellen, es kann deshalb Wadenkrämpfen vorbeugen.

Mangan

Der tägliche Bedarf an Mangan beträgt 2,5 bis 5 Milligramm. Er kann jedoch wegen des Manganmangels in den Böden meistens nicht mit der Ernährung gedeckt werden, da er oft wegen seiner Wechselwirkung mit anderen Elementen zu niedrig ist. Trinkwasser kann den Mangel nicht ausgleichen, weil wir nicht so viel trinken können. Deshalb ist auch eine Überschreitung des Grenzwertes von 0,05 Milligramm pro Liter unbedenklich, das Trinkwasser erhält lediglich einen unangenehmen metallischen Geschmack.

Natrium

Der Grenzwert für Natrium liegt bei 150 Milligramm pro Liter, er wird in der Regel nicht überschritten. Der EG-Richtwert von 20 Milligramm pro Liter wird auch von der

Weltgesundheitsorganisation unterstützt. Die Natriummenge, die wir mit dem Trinkwasser aufnehmen, stellt den geringsten Teil der durch die Gesamternährung aufgenommenen Menge dar. Der Natriumgehalt des Trinkwassers sollte also nicht überbewertet werden, nur Extremwerte sind zu beachten.

Nickel

Die Nickelkonzentration natürlicher Gewässer liegt unter dem Grenzwert der Trinkwasserverordnung (0,05 Milligramm pro Liter). Durch Abwässer kann der Nickelgehalt des Rohwassers auf 1 Milligramm pro Liter steigen. Die Funktionen des Nickels für den Stoffwechsel sind noch unbekannt. Die im Trinkwasser vorhandenen Nickelkonzentrationen scheinen kaum schädigende Wirkungen auf die Menschen zu haben.

Nitrat/Nitrit

Nitrat gelangt hauptsächlich als anorganische Verbindung durch stickstoffhaltige Düngemittel und sauren Regen sowie als organische Verbindung mit der Gülle der Massentierhaltung in das Oberflächen- und Grundwasser und somit in das Trinkwasser. Allerdings ist ein gewisser Nitratanteil in jedem Quellwasser vorhanden: Muschelkalk und Keuper führen zu einer natürlichen Nitratbelastung des Wassers. Der menschliche Organismus braucht aber weder Nitrat noch Nitrit. (Nitrit ist durch Mikroorganismen umgewandeltes Nitrat.)

Der Grenzwert des Nitrats ist in Deutschland auf 50 Milligramm pro Liter festgesetzt. Oft wird darauf hingewiesen, dass er nach den Leitlinien der Weltgesundheitsorganisa-

tion in den USA und Kanada mit 10 Milligramm Stickstoff pro Liter weit niedriger liege. Eine Umrechnung des Stickstoffs (N) auf Nitrat (NO_3) ergibt aber einen Wert von 44 Milligramm pro Liter, der etwa dem deutschen Grenzwert entspricht.
Eine Gesundheitsgefährdung durch Nitrat/Nitrit kann in drei Formen auftreten:

- Die Primärtoxizität (die Eigentoxizität des Nitrats): Sie ist bei normaler Wasseraufnahme für den menschlichen Organismus unbedeutend.
- Die Sekundärtoxizität (die Bildung des Nitrats zu Nitrit): Durch bakterielle Reduktion kann im Mund und im Magen-Darm-Trakt Nitrat zu Nitrit umgewandelt werden. Für Säuglinge, die stark nitrathaltiges Trinkwasser oder Speisen zu sich nehmen, besteht die Gefahr einer Methämoglobinämie (vermehrtes Auftreten eines krankhaft veränderten Blutfarbstoffes Hämoglobin im Blut), die im Extremfall tödlich ausgehen kann. Der Nitratgrenzwert bei Trinkwasser für Säuglinge sollte bei 10 Milligramm Nitrat pro Liter liegen.
- Die Tertiärtoxizität (die Bildung von Nitrosaminen): Aus dem in Mundhöhle und Magen-Darm-Trakt gebildeten Nitrit und den Aminen der Nahrung können sich im sauren Milieu des Magens Nitrosamine bilden. Diese sind als Krebserreger bekannt.

Bei Mineralwässern fehlt häufig eine Angabe zum Nitratgehalt auf dem Etikett. Nach einer Analyse von 108 Mineralwässern durch das renommierte Institut Fresenius in Taunusstein im Auftrag der Zeitschrift »natur« lagen die

Nitratwerte mit einer Ausnahme bei allen Wässern unter dem Grenzwert von 50 Milligramm pro Liter. Viele Wässer wiesen jedoch einen höheren Nitratgehalt auf als das Wasser einiger bundesdeutscher Großstädte.

Phenole

Der Grenzwert beträgt 0,0005 Milligramm pro Liter. Phenole sind stark gewässerschädigend, die im Trinkwasser enthaltenen zulässigen Mengen sind jedoch angeblich nicht gesundheitsgefährdend. Es sollte hier aber noch einmal auf die energetische und informationelle Wirkung hingewiesen werden (siehe »Die drei Dimensionen Ihres Trinkwassers«, Seiten 85 ff.). In hoher Konzentration führen Phenole zu irreversiblen Nierenschäden und Störungen des Nervensystems.

Phosphor/Phosphat

Der Grenzwert ist 6,7 Milligramm pro Liter. Der Phosphatgehalt natürlicher Gewässer liegt normalerweise unter 0,1 Milligramm pro Liter. Durch Fäkalienverunreinigungen des Wassers sowie durch den Phosphatdünger in der Landwirtschaft können aber erhöhte Werte hervorgerufen werden. Der Phosphatgehalt des Trinkwassers wird als unbedenklich angesehen, da Phosphor ein essenzieller Stoff ist und die im Trinkwasser enthaltenen Phosphatmengen für eine gesundheitliche Gefährdung zu gering sind. Der Grenzwert zielt lediglich auf den maximalen Zusatz von Phosphaten bei industriellen Getränken ab. Inwieweit Phosphate bei den massiven Verhaltensstörungen hyperaktiver Kinder (Aggressivität, Konzentrationsschwäche usw.) eine Rolle spielen, wird immer noch kontrovers diskutiert. Phosphatarme Ernährung konnte in manchen Fällen die Symptome stark reduzieren.

Quecksilber

Der Quecksilbergrenzwert ist auf 0,001 Milligramm pro Liter festgelegt. Dieser Wert wird im Allgemeinen von den Wasserwerken eingehalten. Unerwünscht hohe Quecksilbergehalte im Trinkwasser können zum Teil mit einer Wassernachbereitung entfernt werden.

Selen

Der Organismus braucht für die Körperentgiftung täglich etwa 0,05 bis 0,2 Milligramm Selen. Über die Höhe des täglichen Bedarfs sind heftige Kontroversen entbrannt: Diejenigen, die eine höhere Aufnahme befürworten, glauben durch größere Mengen dem Krebsrisiko vorbeugen zu können. Da Krebs jedoch von einer Vielzahl von Faktoren verursacht wird, kann Selen sicherlich nicht das alleinige Mittel gegen Krebs sein.

Der Grenzwert für Selen im Trinkwasser beträgt 0,01 Milligramm pro Liter. Erst massive Überdosierungen in der Nahrung (über 1 Milligramm pro Kilogramm) führen zu Symptomen wie Kopfschmerzen, Leberschäden, Mattigkeit, Milz- und Nierenschäden.

Silber

Silber ist für den menschlichen Stoffwechsel toxisch. Es tritt jedoch im Wasser nicht in so hohen Konzentrationen auf, dass es gefährlich werden könnte. Der Grenzwert liegt bei 0,01 Milligramm pro Liter, die in Wasseranalysen gefundenen Werte liegen normalerweise gut darunter. Ausnahmen gibt es, wenn ein Wasserwerk zur Entkeimung Silber zusetzt oder bei Trinkwasserfiltern, die Silber als Desinfektionsmittel enthalten. In beiden Fällen scheint jedoch kein Gesundheitsrisiko vorzuliegen.

Sulfat

Der biologisch günstige Sulfatgehalt des Trinkwassers liegt bei 25 Milligramm pro Liter, dies ist ein EG-Richtwert. Der Grenzwert der Trinkwasserverordnung (240 Milligramm pro Liter) liegt fast zehnmal höher. Wie wir aus der Erfahrung mit Trinkkuren wissen, wirken hohe Gehalte an Sulfat-Ionen im Trinkwasser abführend. Schon bei Mengen, die zum Teil noch im Toleranzbereich der Trinkwasserverordnung liegen (200–300 Milligramm pro Liter), können Störungen der Darmfunktionen auftreten. Der Körper passt sich jedoch bald an eine länger anhaltende überhöhte Sulfatzufuhr an, und die Darmstörungen werden reguliert. Sulfatgehalte über 1000 Milligramm pro Liter gelten als bedenklich.

Zink

Zink ist ein essenzielles Element. Es wird bei etwa 700 enzymatischen Stoffwechselprozessen verwendet. Der Grenzwert für Zink im Trinkwasser liegt bei 5 Milligramm pro Liter. Die Zinkversorgung der Zellen hängt auch vom Wechselspiel mit den anderen Elementen ab. So kann eine überhöhte Zufuhr der konkurrierenden Elemente Aluminium, Blei, Eisen, Kadmium, Kalzium und Kupfer den Zinkspiegel senken. Der »Verdrängungswettbewerb« der Elemente ist auch bei Therapien zu berücksichtigen.

Zyanid
Der Grenzwert beträgt 0,05 Milligramm pro Liter. Stark überhöhte Zyanidwerte können beim Menschen in die Atmungskette eingreifen und im Extremfall zu einem Stillstand der Zellatmung (»innere Erstickung«) führen.

Die Wasserwerke und die Grenzwerte der Trinkwasserverordnung

Die Wasserwerke stehen vor der schwierigen Aufgabe, aus verschmutztem ungesundem Wasser reines »gesundes« Wasser zu machen. Dazu stehen ihnen mechanische, chemische, physikalische und biologische Verfahren zur Verfügung. Das Ziel ist die Einhaltung von Grenzwerten der Belastung, um gesundheitsschädigende Wirkungen des Wassers auszuschließen:

- Das Trinkwasser soll von krankheitserregenden Mikroorganismen befreit werden und muss hinsichtlich chemischer Schadstoffe die festgeschriebenen Grenzwerte einhalten.
- Eventuelle Keime im Trinkwasser sollen für einen hygienisch einwandfreien Zustand des Wassers gemäß Trinkwasserverordnung abgetötet werden.
- Den Geschmack und den Geruch beeinträchtigende Stoffe sollen entfernt werden.
- Die Beschaffenheit des Trinkwassers soll hinsichtlich seiner Korrosionsaggressivität im Leitungsnetz stabilisiert werden.

Das Rohwasser wird normalerweise in den Wasserwerken in mehreren miteinander verknüpften technologischen Prozessen zu Leitungswasser bzw. Trinkwasser aufbereitet.

Die mechanische Filtrierung

Die Reinigung von Oberflächenwasser beginnt mit einer Bodenpassage durch offene und geschlossene Kies- und Sandfilter. Hierbei werden zum Beispiel anorganische Stoffe wie Eisen- und Manganverbindungen an die Filtriersubstanzen gebunden. Bei der langsamen Filtrierung werden zusätzlich organische Schadstoffe in einer biologischen Reinigung von Mikroorganismen abgebaut. Während dieser Bodenpassage erreicht das Oberflächenwasser eine Temperatur von 10 bis 14 °C. Nach der mehrwöchigen Bodenpassage wird das so vorgereinigte Rohwasser zusammen mit Grundwasser zur Wasseraufbereitung in die verschiedenen Wasserwerke geleitet.

Die mechanische Aufbereitung

Grobe und feine im Wasser verteilte anorganische und organische Stoffe werden mit Gittern, Rechen oder Sieben zurückgehalten (»ausgesiebt«), diese Siebe werden anschließend manuell oder maschinell gereinigt. Nicht gelöste Partikel werden durch Sedimentation aus dem Wasser entfernt, das heißt, sie setzen sich am Boden ab. Damit das geschehen kann, wird das Wasser in seiner Fließgeschwindigkeit verlangsamt, und die Stoffe sinken in so genannten Absetzbecken auf den Boden. Die noch im

Wasser übrig gebliebenen feinsten Partikel werden durch Quarzsand-Filtration entfernt. Die Beseitigung der ausgesiebten Substanzen erfolgt durch Ablagerung in Deponien, durch Kompostierung oder durch Verbrennung.

Die physikalische Aufbereitung

Eisen- und manganhaltige Wässer haben oft einen bitteren Geschmack. Deshalb werden diese Stoffe durch Zufuhr von Sauerstoff zum Oxydieren gebracht, und die Ionen werden durch Aktivkohlefilter oder Ionenaustauscher aus dem Wasser entfernt.

Die chemische Aufbereitung

Nach der physikalischen Aufbereitung folgt die chemische Aufbereitung des Wassers. Mit ihr werden die kolloidalen Teilchen (winzige Teilchen im Schwebezustand) entfernt, die weder durch Sedimentation noch durch Filter erfasst werden können. Hierzu werden dem Wasser Flockungsmittel zugesetzt. Die Flocken verbinden sich mit den kolloidalen Teilchen und setzen sich gemeinsam mit diesen ab bzw. können nun beim Wasserdurchfluss in Filtern zurückgehalten werden.

Die biologische Aufbereitung

Zum Schluss werden in der biologischen Trinkwasseraufbereitung die gesundheitsgefährdenden Mikroorganismen durch Desinfektion abgetötet. Dies geschieht durch Zusatz von Silber, Kupfer, Chlor und seinen Verbin-

dungen (die im Wasser Sauerstoff freisetzen, welches dann das eigentliche Desinfektionsmittel ist), Ozon (das ebenfalls Sauerstoff freisetzt) oder durch Einsatz von ultravioletten Strahlen. Die zunehmende Überfrachtung des Rohwassers mit immer neuen chemischen Verbindungen macht ein ständiges Forschen nach neuen Analyse- und Aufbereitungsverfahren notwendig.
Dieses Verfahren der Abtötung unerwünschter Bakterien birgt jedoch eine große Gefahr für die menschliche Gesundheit: Aus abgetöteten Bakterien können millionenfach Viren entstehen, die mikroskopisch nicht zu sehen sind. Sie können aber für den Organismus eine Dauerbelastung darstellen.

Weitere Aufbereitungsschritte

Damit das Trinkwasser den geltenden Vorschriften entspricht, können in den Wasserwerken noch weitere Aufbereitungsschritte durchgeführt werden.

Entsäuerung

Damit soll ein Kalk-Kohlensäure-Gleichgewicht hergestellt werden, das die wasserführenden Leitungsrohre mit einer »Kalk«schicht (Kalzium- und Magnesiumkarbonaten) vor Rost bzw. vor anderen Korrosionsschäden schützt. Dazu wird entsprechend dem bestehenden Härte- und Kohlensäuregehalt des Wassers dieses unter anderem über alkalische Filtermassen geführt, oder es werden ihm alkalische Substanzen wie Kalkwasser zugesetzt, die die im Wasser enthaltene überschüssige Kohlensäure neutralisieren.

Enteisenung und Entmanganung

Die im Wasser enthaltenen Eisen- und Manganverbindungen lassen in den Leitungen Deckschichten entstehen, die – besonders durch Anlagerungen von Bakterien – die Rohre verengen und einer Verunreinigung bzw. Verkeimung des Trinkwassers Vorschub leisten können. Die Enteisenung und Entmanganung erfolgen über alkalische Filtermassen oder durch Belüftung des Wassers zur Oxydation der gelösten Eisen- und Manganverbindungen, außerdem durch Ausflockungen mit nachfolgender Ausfilterung.

Enthärtung und Entkarbonatisierung

Durch Ionenaustausch, Ausfällen von Kalziumkarbonat und Magnesiumkarbonat sowie durch Vermischen mit weniger hartem Wasser wird das Wasser enthärtet und entkarbonisiert. Dabei darf das Wasser nicht zu weich werden, weil sich sonst in den Wasserleitungen keine Korrosionsschutzschicht ausbilden kann. Die freie Kohlensäure eines weichen Wassers greift das Material der Wasserleitungen an.

Die Härte des Leitungswassers bzw. Trinkwassers hält sich nach Analysen der Wasserwerke im Allgemeinen in einem Rahmen, der die Gesundheit nicht gefährdet. Allerdings warnen manche Ärzte vor den Gefahren des Kalziums für die Arterien. Das Trinkwasser wird bis auf wenige Ausnahmen nicht enthärtet. Enthärtet wird nur Brauchwasser für technische bzw. gewerbliche Zwecke (mittels Ionenaustauschern).

Chlorung

Das Wasser wird nur noch im Bedarfsfall gechlort: zur Abtötung von Bakterien und Keimen sowie zur Deaktivierung von Viren.

Ozonierung

Die Ozonierung ersetzt als Desinfektionsmaßnahme zunehmend die Chlorierung, besonders in berührungssensiblen Fällen wie Schwimmbädern.

Für ein weniger belastetes Trinkwasser

Die Einhaltung der geforderten Grenzwerte ist gewiss keine leichte Aufgabe. Folgende Verhaltensweisen können dazu beitragen, dass das Trinkwasser von vornherein weniger belastet ist:

- Die Verursacher von Wasserverschmutzungen – die privaten Haushalte eingeschlossen! – sollten ihre Einleitungen stark reduzieren.
- Die gesetzlichen Vorschriften der Trinkwasserverordnung sollten weiter ausgebaut werden, damit auch bisher nicht aufgeführte gesundheitsschädliche Substanzen einbezogen werden.
- Die Reinigungsverfahren der Wasserwerke müssen immer weiter verbessert werden, um auch bisher nicht erfasste Verschmutzungen einzubeziehen.
- Die Grenzwerte sollten realistischer gestaltet werden, um den Problemen zu entsprechen, die in den folgenden Kapiteln besprochen werden.
- Die Bürger müssen in gefährdeten Gebieten selbst Maßnahmen zur Reinigung des Wassers ergreifen.

Untersuchungsmethoden

Zur Untersuchung der Wasserqualität werden qualitative und quantitative Methoden eingesetzt. Mit qualitativen Methoden wird festgestellt, welche mikrobiellen und toxischen Stoffe im Wasser enthalten sind. Die quantitativen Analysen prüfen die Mengen - also die Konzentrationen - der im Wasser festgestellten Elemente und Verbindungen. Beide Verfahren ergänzen einander. Ferner wird das Wasser bakteriologischen und biologischen Analysen unterzogen.
Fast alle Wasserwerke bzw. Stadtwerke machen eine Vielzahl von Wasseranalysen. Sie können sich dort erkundigen, welche Untersuchungen angeboten werden und was sie kosten, und selbst Untersuchungen in Auftrag geben.

Chemische Analyse

Die Menge der gelösten anorganischen und organischen Stoffe wird festgestellt: die im Wasser enthaltenen Anionen und Kationen, die Nichtelektrolyte, der biochemische und chemische Sauerstoffbedarf, der für die Oxydation der organischen Stoffe benötigte Sauerstoff, die im Wasser gelösten Gase, die Härte und der Verdampfungsrückstand und die Konzentrationen der Wasserstoff-Ionen, also der pH-Wert.

Physikalische Analyseverfahren

Hiermit werden Dichte, Farbe, Geruch, Geschmack, elektrische Leitfähigkeit, Temperatur, Trübung und Radioaktivität des Wassers gemessen.

Mikrobiologische Analyse

Es wird geprüft, ob im untersuchten Wasser krankheitserregende Keime enthalten sind und ob diese in ihrer Menge gesundheitsgefährdend sein können. Indikatoren sind zumeist die aus Fäkalien stammenden Kolibakterien.

Biologische Analyse

Hiermit wird untersucht, ob im Wasser Mikroorganismen oder auf Lebewesen wirkende toxische Stoffe vorhanden sind.

Bio-Indikatoren

Die Wasserämter nutzen neben den genannten Untersuchungsmethoden so genannte Bioindikatoren (»Zeigerorganismen«) zur Sicherung der ökologischen Qualität des Wassers. Bio-Indikatoren sind Lebewesen, die nur unter bestimmten Bedingungen im Wasser leben können. Zu diesen Bio-Indikatoren gehören Flusskrebse, Flussperlmuscheln, Quellköcherfliegen, Quellschnecken, Wasserlinsen, Bayerisches Löffelkraut, Kalktuffmoos, bestimmte Algen. Da diese Lebewesen in ihren Überlebensmöglichkeiten sehr empfindlich sind, gelten sie als Frühwarnsysteme gegen Wasserverschmutzung. Sterben sie im untersuchten Wasser, so kann dies allgemein als gesundheitsgefährdend angesehen werden.

Biophotonik

Die von Dr. Fritz-Albert Popp entwickelte Biophotonik stellt drei Analyseverfahren zur Verfügung. Diese reichen in die energetischen und informationellen Dimensionen der Wasserqualität hinein (siehe »Die drei Dimensionen Ihres Trinkwassers«, Seiten 85 ff.). Unter Biophotonik versteht man die Messung einzelner Photonen (Lichtpartikel, Lichtquanten) mit speziellen Lichtmessgeräten. Diese Geräte sind so empfindlich, dass sie noch einzelne Photonen registrieren können. Mit ihnen kann man anhand der (Bio-)Photonenabstrahlung schon geringste Veränderungen in der Struktur biologischer und nichtbiologischer Materie feststellen, also auch im Wasser. Die Verfahren sind viel sensibler als andere zur Analyse der Wasserqualität, daher können beispielsweise noch Bakterien erkannt werden, die biochemischen Analyseverfahren entgehen. Dr. Popp verwendet in erster Linie zwei Verfahren:

Elektro-Chemie-Lumineszenz
Bei diesem nichtbiologischen Test wird die elektrische Leitfähigkeit von Wasser gemessen. Diese Leitfähigkeit verändert sich unter Umständen wesentlich, sobald sich die Inhaltsstoffe oder physikalische Parameter des Wassers verändern. Bei diesem Verfahren wird die Emission von Biophotonen unter dem Einfluss eines durch das Wasser geleiteten Mikrostromes gemessen. Dadurch kann beispielsweise nachgewiesen werden, dass schon geringe Beimengungen zu Wasser, die biochemisch unbedeutend erscheinen, einen erheblichen Einfluss auf die Lebewesen haben können. Die Elektro-Chemie-Lumineszenz kann

also noch besser als andere Verfahren schädliche Stoffe im Wasser erkennen.

Bio-Indikator-Test

Bei diesem Test wird die starke Veränderung der Biophotonenemission von Wasserlebewesen unter sich ändernden Wasserqualitäten genutzt. Hierdurch können zum Beispiel bakterielle Belastungen des Wassers weit unter der sonst üblichen Nachweisgrenze von 10000 Bakterien pro Milliliter gefunden werden. Diese genaue Analyse kann besonders dann wichtig sein, wenn das Leitungswasser zum Beispiel bei Großverbrauchern wie Krankenhäusern in großen Behältern konstant warm gehalten werden muss, um eine laufende Versorgung mit Warmwasser zu garantieren. Denn selbst minimale bakterielle Verkeimungen können sich in Warmwasser explosiv vermehren (siehe S. 151).

Weitere energetische Untersuchungsmethoden

Über die genannten Untersuchungsmethoden hinaus gibt es noch mehrere Verfahren, die zwar wissenschaftlich noch nicht anerkannt sind, die sich aber hinsichtlich der bildlichen Darstellung der untersuchten Wasserqualität zum Teil schon seit vielen Jahren bzw. Jahrzehnten bewährt haben. Sie lassen auch zunehmend eine standardisierte Interpretation zu. Als Beispiele seien erwähnt die Hagalis-Kristallanalyse nach Dr. Wilhelm Höfer und die Strömungsanalysen nach Theodor Schwenk.

Trotz aller Unkenrufe: Die Wasserwerke halten die Grenzwerte ein

Man liest und hört immer wieder, wie schlecht unser Trinkwasser sei. Um zu prüfen, ob das die Realität ist, habe ich die Wasseranalysewerte einer repräsentativen Auswahl deutscher Wasserwerke bzw. Stadtwerke mit den gesetzlich vorgeschriebenen Grenzwerten verglichen. Darüber hinaus habe ich im Jahre 2003 von der Fernsehzeitschrift »HÖR ZU« berichtete Analyseergebnisse einbezogen. Das Ergebnis widerspricht den Medienberichten: Fast alle Wasserwerke haben die gesetzlichen Grenzwerte unterschritten, zum großen Teil sogar erheblich.
Die Wasserwerke liefern also Wasser, das den Kriterien der Trinkwasserverordnung genügt und somit nach diesen Kriterien als rein und gesund gilt. Aber es gibt weitere Aspekte, die bei der Beurteilung der Trinkwasserqualität bedacht werden müssen. Diese Kriterien wurden bei der Festlegung der Grenzwerte nicht ausreichend berücksichtigt.

Wie werden Grenzwerte festgelegt?

Die in der Trinkwasserverordnung festgelegten Grenzwerte bestimmen Höchstkonzentrationen von Trinkwasserinhaltsstoffen und sollen die Bevölkerung auch bei langjähriger Aufnahme vor gesundheitlichen Schäden bewahren.
Diese Grenzwerte werden in mehreren Arbeitsschritten festgelegt. Zunächst wird auf Grund von Daten aus den Bereichen der Arbeitsmedizin, der Gerichtsmedizin, der

Unfallmedizin und durch Tierversuche das toxikologische Risiko ermittelt, das die zu bestimmenden Inhaltsstoffe für die menschliche Gesundheit in sich tragen. Hieraus werden Konzentrationen abgeleitet, die bei Versuchstieren und – soweit feststellbar – beim Menschen keine negativen Reaktionen bewirken. Dieser Wert ist die Dosis ohne erkennbare Wirkung, definiert als Milligramm pro Kilogramm Körpergewicht mal Tag.
Danach wird ein Sicherheitsfaktor eingebaut, der die erlaubte Menge verringert. Mit diesem Sicherheitsfaktor soll bewirkt werden, dass bei Überschreitung des Grenzwertes noch Spielraum vorhanden ist. Wenn wir von Ausnahmegenehmigungen für die Wasserwerke hören, heißt das, dass nach § 4 der Trinkwasserverordnung dieser Sicherheitsspielraum ausgenutzt wird, um die Wasserversorgung als solche zu gewährleisten.
Die festgelegten Grenzwerte stellen nach Angaben der zuständigen Ämter Konzentrationen dar, die mit aus Erfahrung gewonnener Sicherheit die menschliche Gesundheit auch bei lebenslanger Aufnahme nicht schädigen. Nach den Vorstellungen der Weltgesundheitsorganisation darf das Trinkwasser diese Werte bis zu 10 Prozent überschreiten.
Und schließlich ist bei manchen Inhaltsstoffen, zum Beispiel bei Chlor, das zur Entkeimung des Wassers eingesetzt wird, der Nutzen gegen das Risiko abzuwägen. Die Verhütung eines Seuchenrisikos durch die Abtötung von Mikroorganismen mit Chlor muss Vorrang vor dem kurzfristigen Risiko gefährdender Nebenprodukte haben.

Die Grenzen der Grenzwerte

Die Grenzwerte der in der Trinkwasserverordnung aufgeführten Substanzen werden nach dem oben geschilderten Verfahren niedriger angesetzt, als es nach wissenschaftlichen Erwägungen notwendig wäre. Dennoch sind die Grenzwerte nicht unangreifbar. Ihre Schwachpunkte liegen vor allem darin, dass bei ihrer Festlegung viele Einflussfaktoren unberücksichtigt bleiben:

- Viele Schadstoffe sind in der Trinkwasserverordnung nicht erfasst.
- Viele Einzelstoffe des Trinkwassers treten miteinander in Wechselwirkung.
- Manche Schadstoffe reichern sich im Organismus an.
- Die Entgiftungs- und Ausscheidungskapazität der Konsumenten ist individuell unterschiedlich.
- Schließlich bleiben die Schwingungen der Schadstoffe unberücksichtigt.

Viele Schadstoffe sind in der Trinkwasserverordnung nicht erfasst: Die Trinkwasserverordnung erfasst etwa 50 potenzielle Schadstoffe, auf die das Leitungswasser untersucht und gegebenenfalls behandelt wird. Doch jedes Jahr gelangen einige Hunderttausende chemische Verbindungen in die Umwelt, und zwar zum großen Teil ins Oberflächenwasser und Grundwasser. Diese sind als kontaminierende Substanzen größtenteils unbekannt, werden also (unter anderem wegen der Trinkwasserverordnung) von den Wasserwerken überhaupt nicht beachtet. Viele Schadstoffe, die sich heute nachweislich in unserem

Leitungswasser, also Trinkwasser, befinden, sind in den gesetzlichen Grenzwerttabellen noch nicht erfasst. Dazu gehören von Mensch und Tier ausgeschiedene Pharmaka wie Antibiotika und Hormone.
Auch Beimengungen von Asbest-, Blei- und Kupferpartikeln, die sich durch den Transport des Wassers in Asbest-, Blei- und Kupferwasserleitungen im Leitungswasser anreichern können, sind in ihren Mengen von der Trinkwasserverordnung nicht berücksichtigt. Viele Millionen Konsumenten trinken ihr Leitungswasser aus diesen Rohren. Das kann zu gesundheitlichen Schäden führen, unter anderem zu Leber- und Nierenschäden, vielleicht auch zu Gehirnfunktionsstörungen.

Viele Einzelstoffe des Trinkwassers treten miteinander in Wechselwirkung: Die Grenzwerte der Trinkwasserverordnung beziehen sich auf einzelne Substanzen. Tatsächlich ist im Trinkwasser aber eine Vielzahl von Substanzen enthalten, auch viele unbekannte, die miteinander in Wechselwirkung treten können. Aus diesen Wechselwirkungen können sich ganz andere und vor allem meist unbekannte Wirkungen auf den menschlichen Organismus ergeben.

Manche Schadstoffe reichern sich im Organismus an: Schadstoffe, die nicht ausgeschieden werden, können sich im Körper anreichern. Hierzu gehören Aluminium, Blei, Kadmium, Kupfer, Quecksilber. Bei vielen Stoffen wird die Anreicherung noch durch die Aufnahme von Getränken und Nahrungsmitteln verstärkt, die entsprechende Substanzen enthalten.

Die Entgiftungs- und Ausscheidungskapazität der Konsumenten ist individuell unterschiedlich: Viele Menschen haben eine durch Funktions- und Organschwächen eingeschränkte Entgiftungs- und Ausscheidungsfähigkeit. Dies betrifft natürlich auch die Ausscheidung von Schadstoffen im Wasser. In der ganzheitlichen Medizin wird der Therapeut besonders auf die Stärkung der Entgiftungs- und Ausleitungsorgane Leber, Niere und Haut achten. Die individuelle Fähigkeit, Schadstoffe aus dem Organismus auszuleiten, kann bei der Grenzwertfestlegung nicht berücksichtigt werden. Sie wäre aber ein wichtiger Parameter.

Die Schwingungen der Schadstoffe bleiben in der Trinkwasserverordnung unberücksichtigt: Materie strahlt elektromagnetische Schwingungen ab, dies ist auch bei Substanzen im Wasser der Fall. Diese Schwingungen werden von Wasser aufgenommen und gespeichert; wenn die Substanzen aus dem Wasser entfernt werden, sind ihre Schwingungen noch im Wasser enthalten. Diese Erfahrung, die aus der Homöopathie bekannt ist, wurde wissenschaftlich von Dr. Wolfgang Ludwig † bestätigt. Er stellte fest, dass Wasser selbst nach einer Reinigung noch Schwingungen der vorher im Wasser enthaltenen Substanzen enthält. Eine Ausnahme bildet nur die Dampfdestillation, weil bei ihr die Cluster, die die elektrischen Schwingungen enthalten, aufgebrochen werden.

Diese Faktoren beziehen sich alle auf eine materielle Dimension, doch der letzte Punkt führt weiter. Wir gelangen in Bereiche, die zwar in der Biophysik zum Alltag gehören, in der konventionellen Naturwissenschaft jedoch noch mit Skepsis betrachtet werden: die energetische und informationelle Dimension des Wassers (siehe »Die drei Dimensionen Ihres Trinkwassers«, Seiten 85 ff.).

Bislang ist die Gruppe der Wissenschaftler, die die energetischen und informationellen Probleme der Schadstoffbelastung des Trinkwassers erkannt haben, noch recht klein. Wolfgang Ludwig, der bekannteste Vertreter dieser Wissenschaftsrichtung, vertrat die These: »Das Wasser enthält also selbst nach einer Aufbereitung bestimmte Signale, die je nach Wellenlänge abträglich oder schädlich für die Gesundheit sein können.« Diese Signale sind die Hinterlassenschaft aus dem Wasser entfernter, aber auch noch darin enthaltener Substanzen.

Das bedeutet, dass selbst nach einer noch so perfekten Entfernung materiell-chemischer Inhaltsstoffe aus dem Trinkwasser ihre potenziell gesundheitsschädigenden Wirkungen keineswegs beseitigt sind. Vielmehr hat sich die Gefährlichkeit nur um eine Dimension, nämlich die materiell-chemische, verringert. Die Bedrohung der Gesundheit durch den energetisch-physikalischen Aspekt der belastenden Inhaltsstoffe, die dem Wasser ihre eigene (schädliche) Information geben, bleibt auch nach Entfernung der Schadstoffe aus dem Trinkwasser bestehen. Dann wirken nicht mehr die chemischen Inhaltsstoffe des

Trinkwassers auf den Körper ein, sondern ihre ungünstigen Frequenzen. Sie überlagern die für den Körper günstigen Frequenzen des Wassers durch Interferenzen dergestalt, dass Wasser, das einmal belastet war, kaum noch nützliche Energie und Informationen enthält.
Alle Energieschwingungen, die dem Wasser eingeprägt sind, wirken als Informationen auf den Organismus. Folglich enthalten auch die Schadstoffschwingungen im Wasser Informationen, die das körpereigene Regulationssystem beeinflussen.
Dieses Wissen gibt der Grenzwertdiskussion eine andere Dimension. Nun kann es nicht mehr allein um keimfreies oder nitratarmes Trinkwasser gehen, oder um Wasser, das nur deshalb nicht schädlich sein soll, weil sein Bleigehalt unter dem Grenzwert liegt. Es wird auch um Energien und Informationen gehen, also um lebendiges Wasser und das Leben selbst.
Müssen wir nun kapitulieren? Nein, denn inzwischen haben Wissenschaftler und Techniker etliche Verfahren entwickelt, mit denen energetische und informationelle Probleme des Trinkwassers beeinflusst werden können. Die meisten dieser Verfahren sind auch im privaten Haushalt einsetzbar und finanziell erschwinglich. Im Kapitel »Reinigung und Vitalisierung von Trinkwasser« werde ich die wichtigsten und effektivsten Wasseraufbereitungssysteme besprechen.
Trotz dieser Diskussion um die Grenzwerte sollte man den ganz entscheidenden Nutzen dieser Werte nicht unterschätzen: Sie garantieren uns eine Wasserqualität, von denen Länder, die keine Grenzwerte kennen, nur träumen können. Die WHO schätzt, dass in den Entwicklungslän-

dern 60 Prozent der Menschen ohne einwandfreies Trinkwasser auskommen müssen.

Das Wasser und seine Umwelt

Wasser und Umwelt stehen in einer engen Wechselbeziehung. Das Wasser belebt die Umwelt, und die Umwelt fördert und bedrängt das Wasser. Nachdem auch die Menschheit das Wasser lange Zeit bedrängt hat, ist es jetzt an der Zeit, das Wasser zu fördern. Und sei es nur aus dem ganz egoistischen Grund, gesundes Wasser zu trinken. Der Nutzen, den wir für uns suchen, wirkt dann zum Nutzen für das Wasser und seine Umwelt.

Die Europäische Wasserrahmenrichtlinie

Europa hat beim Wasserschutz die Nase vorn. Mit der Europäischen Wasserrahmenrichtlinie setzten die Mitgliedsstaaten der Europäischen Union Ende 2000 einen weiteren neuen Maßstab. Dieser verlangt die Durchführung eines gemeinsamen modernen Wasserschutzes in allen Mitgliedsstaaten:

- Eine weitere Ökologisierung der Wasserwirtschaft durch ein an so genannten Flusseinzugsgebieten (das sind ein Fluss und seine ihm zufließenden Gewässer sowie das in diesem Gebiet befindliche Grundwasser) orientiertes nachhaltiges Ökosystemmanagement
- Die Schaffung einer hinsichtlich Gewässerstruktur und Gewässerqualität einheitlich guten Wasserqualität

- Eine fachliche Vernetzung der Wasserwirtschaft mit dem Natur- und Umweltschutz
- Eine umfassende Zusammenarbeit der Länder der Europäischen Union hinsichtlich des Umgangs mit ihren Wasserressourcen (Grundwasserkörper und Oberflächengewässer) mit einheitlichen Regelungen
- Die Erfüllung der gesetzten Ziele bis 2015

Die Europäische Wasserrahmenrichtlinie bringt den europäischen Gewässerschutz in eine neue Dimension. Über die bestehenden Trinkwasserverordnungen der Einzelstaaten hinaus fordert die Europäische Union Anstrengungen für eine noch bessere Wasserqualität. Damit bringt die Europäische Wasserrahmenrichtlinie ein gesamteuropäisches Denken in einzelstaatliche Wasserbewirtschaftungen. Sie soll die bisher isolierten Maßnahmen der Länder der Europäischen Union zum Gewässerschutz vereinheitlichen und auf ein gemeinsames hohes Niveau bringen. Dieses hohe Ziel wird große finanzielle und organisatorische Anstrengungen erfordern.

Bis 2015 sollen die europäischen Gewässer in einen »guten Zustand« gebracht werden: Grundwässer, Seen, Fließgewässer von den Quellen bis zur Mündung ins Meer und für die Küstengewässer der ersten Seemeile. Die europäischen Gewässer sollen so natürlich wie möglich werden. Als Ausnahmen gelten die »erheblich veränderten Wasserkörper« wie Bundeswasserstraßen sowie künstlich angelegte Gewässer.

Auch die Wasserverschmutzung unterliegt zukünftig gemeinsamen Strategien und Normen. Gesamteuropäisches Denken zu Ihrem Vorteil.

Die Europäische Wasserrahmenrichtlinie lässt hoffen, dass das Trinkwasser in ganz Europa gleichmäßig gut werden wird. Sie legt besonderen Wert auf öffentliche Zustimmung und Mitverantwortung. Wasserschutz ist in Europa zukünftig nicht mehr allein Aufgabe staatlicher Organisationen und privater Unternehmen, sondern auch der betroffenen Bürger. Die Bürger – Sie – werden in den verschiedenen Bundesländern über den Planungsprozess auf dem Laufenden gehalten und können sich in Anhörungen am Planungsprozess beteiligen. Natürlich werden letztlich die staatlichen Ministerien und Wasserwirtschaftsämter entscheiden müssen, was zu tun ist, aber zuvor haben Bürger die Möglichkeit, ihre eigenen Ideen und Probleme einzubringen. Mehr Informationen erhalten Sie durch direkten Kontakt mit Ihrem regionalen Wasserwirtschaftsamt.

Die drei Dimensionen Ihres Trinkwassers: Materie, Energie und Information

»Alle Lebensprozesse sind unmittelbar oder mittelbar mit dem Wasser verbunden. Daher kommt dem Wasser in der Umweltproblematik eine besondere Stellung zu.«

WOLFGANG LUDWIG

In den vorangegangenen Kapiteln habe ich das Wasser beschrieben, wie es die konventionelle Naturwissenschaft kennt und akzeptiert. Nun komme ich zu Aspekten des Wassers, die zum Teil über die Denkmodelle der konventionellen Wissenschaft hinausgehen. Diese sind nicht weniger wissenschaftlich – wenn man unter Wissenschaft auch das Erforschen neuer grenzüberschreitender Ideen versteht.

Jeder scheint genau zu wissen, was Wasser ist. Natürlich haben wir das in der Schule gelernt, und es ist Allgemeingut: Wasser ist H_2O, ein Molekül aus zwei Wasserstoffatomen und einem Sauerstoffatom. Mit dieser einfachen chemischen Formel ist Wasser jedoch nur unzureichend beschrieben. Denn die chemische Formel kann die vielfältigen Dimensionen, Eigenschaften und Aufgaben des Wassers in keiner Weise erklären. Leben ist ohne Wasser nicht möglich, und zwar nicht nur wegen seiner materiellen Stofflichkeit, sondern, wie Sie lesen werden, auch und besonders wegen seiner Eigenschaften als

Energieträger und Informationsträger. Wasser ist ein Transportmedium dessen, was zum Leben notwendig ist: Energie und Information.
Die Erforschung des Wassers erlebt zurzeit eine ähnlich interessante Entwicklung wie die Erforschung des Lichts: Beide gewinnen mit zunehmendem Bewusstsein der Menschheit und zunehmendem wissenschaftlichen Verständnis immer neue Dimensionen hinzu. Bis 1900 wurde Licht zunächst als Materie, dann als Energie angesehen, je nach Betrachtungswinkel und Lehrmeinung entweder als Teilchen oder als Welle. »Oder«, weil sich im wissenschaftlichen Verständnis jener Zeit die beiden Zustände gegenseitig ausschlossen. Erst seit Prof. Dr. Max Planck (1858–1947) musste wissenschaftlich akzeptiert werden, dass Licht beides sein kann und sich je nach der Art der Untersuchung als Teilchen (Lichtquant, Photon) oder als Welle (elektromagnetische Schwingung) manifestieren kann.
Inzwischen ist anerkannt – durch die Wissenschaft, aber vor allem durch die praktische Anwendung –, dass Licht auch als Informationsträger fungiert. Zum Beispiel kann das Laserlicht in der Holographie virtuelle Personen und Landschaften entstehen lassen, oder Photonen können durch die Zellen offensichtlich in Lichtgeschwindigkeit miteinander kommunizieren.
Ebenso ist es beim Wasser: Zu der rein materiellen H_2O-Betrachtung trat in den letzten Jahren die Erkenntnis, dass Wasser gleichzeitig Energie und Energieträger, aber auch – und besonders – ein Informationsträger ist. Als Beispiel sei hier die von »offizieller« Seite immer noch nicht verstandene Hochpotenz-Homöopathie erwähnt.

Wasser als Materie

Wenn wasserlösliche Stoffe (zum Beispiel Zucker, Salz, Nährstoffe, Basen, Säuren) durch Wasser aufgelöst werden, dann werden ihre einzelnen positiv oder negativ geladenen Atome, von negativ oder positiv geladenen Sauerstoff- oder Wasserstoff-Ionen umgeben, eingehüllt. Dabei bilden diese so genannten Hydrathüllen Gruppen von Wassermolekülen, die man Wasser-Cluster nennt. Durch diesen Vorgang werden die Stoffe bioverfügbar, das heißt für den Organismus verwertbar. Ihre Strukturen und Eigenschaften werden dabei so weit geändert, dass sie in die Zellen des Körpers aufgenommen werden. Bestimmte Ionen dienen dann dem Zell- und Körperaufbau, andere bauen in den Zellen ein elektrisches Potenzial auf, das unter anderem den Zellen Energie für ihren Stoffwechsel gibt.

Was ist ein Wassermolekül?

Wasser gehört zweifellos zu den mysteriösesten Substanzen unseres Planeten. Es ist eine Verbindung aus zwei Gasen, aber bei normalen Temperaturen und Druckverhältnissen ist es flüssig. Durch diese Verwandlung wird das Leben auf diesem Planeten erst ermöglicht.
Zunächst einmal ist Wasser natürlich das, was wir mit der chemischen Formel H_2O bezeichnen. Es ist eine chemische Verbindung der Gase Wasserstoff, griech. Hydrogenium (H), und Sauerstoff, griech. Oxygenium (O). In einer chemischen Bindung eines Sauerstoffatoms mit zwei Wasserstoffatomen bildet sich das Wassermolekül.

Dieses Wassermolekül ist ein wahrer Winzling, etwa ein zehnmillionstel Millimeter klein. 10 Milliarden von diesen Winzlingen passen in einen Stecknadelkopf. Können Sie sich vorstellen, wie viele dieser Moleküle nötig sind, um eine Talsperre zu füllen?
Aber so winzig die Wassermoleküle auch sind, sie sind überall zu finden: Sie verbinden sich zu einem Netz von Flüssigkeit, das alle Materie durchzieht, in mehr oder weniger ausgeprägter Form, von der saftigen Wassermelone bis hin zum von der Sonne ausgedörrten Felsen. Wasser durchzieht alle Materie und ist selbst Materie.
Die beiden Gase haben unterschiedliche elektrische Ladungen: die Ladung des Sauerstoffatoms ist negativ, die des Wasserstoffatoms positiv. Durch diese gegensätzlichen Ladungen verbinden sich die beteiligten Atome bei der Molekülbildung zu einem V-förmigen Winkel von 104,5 Grad. Das dreiatomige Molekül Wasser ist auf Grund seiner elektrischen Polarität also gewinkelt aufgebaut.
Diese elektrischen Ladungen sind auch für den Dipolcharakter des Wassermoleküls verantwortlich: Das Sauerstoffatom an der Spitze des V-Winkels hat eine schwach negative Ladung (Minuspol des Moleküls), die zwei Wasserstoffatome haben schwach positive Ladungen (Pluspole des Moleküls). Dadurch erhält das Wassermolekül seine typischen Eigenschaften:

- Bei der Elektrolyse wird Wasser in seine Bestandteile zerlegt, indem es an der Kathode (Minuspol) Wasserstoff und an der Anode (Pluspol) Sauerstoff im Verhältnis 2:1 abscheidet. Entsprechend hat der Wasserstoffpol des Wassermoleküls eine Affinität zu Anionen, der Sauerstoffpol zu Kationen.

- Jedes Wassermolekül hat auf Grund seiner Struktur die Eigenschaft einer Antenne.
- Diese positiven und negativen Ladungen der Atome wirken durch ihre Anziehungskräfte auf andere H_2O-Moleküle, so dass sich mehrere Wassermoleküle über Wasserstoffbrücken aneinander binden und somit, wie Wissenschaftler annehmen, dreidimensionale Netzwerke unterschiedlicher Größe, so genannte Cluster (= Molekülhaufen), bilden können.

Ohne diese Fähigkeit des Wassers, Cluster zu bilden, hätte sich auf Erden kein biologisches Leben entwickeln können.

Was ist ein Wasser-Cluster?

Ein Wasser-Cluster ist ein durch Wasserstoffbrücken gebildeter Haufen von Wassermolekülen. Bei Raumtemperatur besteht ein Cluster aus etwa 400 bis 700 Einzelmolekülen. In flüssigem Wasser kommt es zu einer relativ geordneten Kristallstruktur. Durch Erwärmen werden die Wasserstoffbrückenbindungen schwächer, und einzelne Wassermoleküle brechen aus dem Cluster aus. Die Cluster werden dadurch kleiner. Bei ca. 100 Grad Celsius sind nur noch relativ wenige Wassermoleküle miteinander verbunden, gleichzeitig geht das flüssige Wasser in den gasförmigen Wasserdampf über.
Die besondere Struktur der Wassermoleküle und ihre durch die Wasserstoffbrücken bewirkten Cluster-Bil-

dungen sind nach Ansicht vieler Wissenschaftler der Schlüssel für die typischen Verhaltensweisen des Wassers.
Es scheint so, als würde die Cluster-Bildung der Wassermoleküle ihre unterschiedlichen Aggregatsformen fest, flüssig, gasförmig, kristallin (Wasser in der Struktur eines Kristallgitters) und kolloidal (winzige Wasserpartikel im »Schwebezustand«) erklären können. Denn Cluster scheinen für die Ausbildung der unterschiedlichen Aggregatzustände verantwortlich zu sein: An ein einzelnes Wassermolekül lagern sich nacheinander weitere an, jedoch zunächst nicht nach üblichem Kristallbaumuster, sondern die Cluster ordnen sich während des Wachstumsprozesses ständig um, zum Beispiel spiralförmig. Am Ende des Prozesses kommen die Cluster dann einer Kristallstruktur nahe. Nach dem Übergang in die Kristallstruktur ist die Cluster-Bildung abgeschlossen, es findet keine Umstrukturierung mehr statt (erst wieder, wenn der Cluster aufgebrochen wird, zum Beispiel durch Wärme).
Diese ganzen Strukturbildungen sind zwar für die Qualität und Funktionen des Wassers immens wichtig, aber noch wenig erforscht. Gesichert scheint zu sein, dass Wasser ein so genanntes Zwei-Phasen-System bildet: Es besitzt einen Anteil ungeordneter Wassermoleküle (die so genannte normal-flüssige Phase) und gleichzeitig einen anderen Anteil geordneter Wassermoleküle (die so genannte kristallin-flüssige Phase). Die energetischen Bindungen in der normal-flüssigen Phase sind sehr gering, während die energetischen Bindungen in der kristallinflüssigen Phase, deren Struktur einen gleich hohen Ordnungsgrad wie die Kristalle besitzt, sehr hoch sind.
Strukturiertes Wasser hat also auf Grund der zwischen-

molekularen Kräfte eine hohe Bindungsenergie. Die Bildung von Wasserstoffbrücken und die dadurch entstehende Vernetzung von mehreren hundert Wassermolekülen führt zur Strukturbildung. Änderungen der Wasser-Cluster-Temperatur können Umbildungen der Wasserstrukturen und damit den Wechsel zwischen den Aggregatzuständen »fest« = Eis, »flüssig« = Wasser, »gasförmig« = Dampf bewirken. Gleichzeitig steigt durch die Wärmeaufnahme der Energiegehalt des Wassers – das ist für die Wirkung von Wasser, auch Trinkwasser, eine besonders wichtige Tatsache.

Man könnte sagen, dass das Wasser, wenn es durch Erwärmung in immer höhere Aggregatzustände gehoben wird (fest, flüssig, gasförmig), immer weniger »materiell« und immer »energetischer« wird.

Tatsächlich finden sich im flüssigen Wasser sowohl in Clustern gebundene Wassermoleküle als auch freie Wassermoleküle. Ihre Bindungen sind jedoch nicht statisch, sondern die Cluster lösen sich immer wieder auf und binden sich immer wieder neu. So sind die Wassermoleküle mal ungebunden, mal gebunden.

Cluster-Struktur – der Schlüssel zum Verhalten des Wassers

Die Cluster speichern Energien und Informationen; durch sie wird das Wasser ein Energie- und Informationsträger ersten Ranges. Und nur durch sie ist das Wasser »lebendig« oder »tot«, kann es Sie gesund oder krank machen.

Verantwortlich für Ihre Gesundheit oder Krankheit sind also nicht nur die chemischen Inhaltsstoffe des

Wassers, die eine Reihe lokaler chemischer Prozesse auslösen oder die im Körper abgelagert werden können, sondern mitverantwortlich sind die Frequenzen und Informationen dieser Inhaltsstoffe, die sich auf das Wasser übertragen und die von dort aus das Regulationsgeschehen des Körpers beeinflussen.

Die ungewöhnlichen Eigenschaften des Wassers

Durch die unterschiedliche elektrische Ladung von Sauerstoff und Wasserstoff ergibt sich eine Polarisierung des H_2O-Moleküls, also ein elektrischer Dipol mit Plusladung und Minusladung. Diese Polarität findet sich auch in Form (der Struktur des Wassers) und Inhalt (der Energie und der Information) wieder. Beide zusammen – Form und Inhalt – verleihen dem Wasser jene Eigenschaften, die es nach den Gesetzen von Chemie und Physik gar nicht haben dürfte, die aber die Voraussetzungen für das Leben auf unserem Planeten sind.

- Das Wichtigste: Wasser dürfte gar nicht flüssig sein. Weil seine Ausgangselemente Gase sind, müsste Wasser gasförmig sein. Das ist es aber bekanntlich nur bei Temperaturen über 100 Grad Celsius.
- Wasser gefriert bzw. schmilzt bei 0 Grad Celsius und siedet bzw. verdampft bei +100 Grad Celsius. Das ist für uns normal. Aber diese »Normalität« beruht zunächst einmal darauf, dass Schmelzpunkt und Siedepunkt zwei Hauptwerte der Celsius-Thermometerskala sind, die nach dem Verhalten des Wassers festgelegt wurden.

- Wasser müsste bei 0 Grad Celsius eigentlich ein Gas sein. Stattdessen gefriert es bei 0 Grad Celsius – oder taut, je nachdem, welchen Standpunkt man einnimmt. Dabei hat es mit 0 Grad Celsius einen – gemessen an anderen Stoffen – anormal hohen Gefrierpunkt. Normal wäre nach den Gesetzen der Chemie bzw. des Periodensystems der Elemente ein Gefrierpunkt von etwa –120 Grad Celsius. Übrigens gefriert Meerwasser, das gelöste Salze enthält, erst bei –2,2 Grad Celsius.
- Wasser hat mit +100 Grad Celsius einen – gemessen an anderen Stoffen – anormal hohen Siedepunkt. Auf Grund seines Molekulargewichts müsste er eigentlich bei –75 Grad Celsius liegen. Flüssiges Wasser gäbe es dann nur an den Polen und auch nur an den kältesten Tagen. Wissenschaftler gehen davon aus, dass der anormal hohe Siedepunkt dadurch zustande kommt, dass zum Aufbrechen der Wasserstoffbrücken, Voraussetzung für das Sieden, eine höhere Wärmeenergiezufuhr nötig ist.
- Die Differenz zwischen Gefrierpunkt und Siedepunkt des Wassers beträgt bei der Celsiusskala 100 Grad Celsius, bei seiner Molekülgröße müsste sie etwa bei 25 bis 30 Grad Celsius liegen.
- Wasser ist ein guter Wärmespeicher. Denn Wasser nimmt beim Erwärmen viel Energie auf und gibt sie nur langsam wieder ab. Erwärmen bedarf hoher Energie, weil die Wasserstoffbrücken, die die Wassermoleküle bei Normaltemperatur miteinander verbinden, nur durch Wärmeenergie aufgebrochen werden können. Nach den Erkenntnissen der Wissenschaft sind bei 0 Grad Celsius etwa 700 Wassermoleküle über Wasser-

stoffbrücken zu Clustern vernetzt, bei Zimmertemperatur etwa 400, bei 100 Grad Celsius noch 50, erst bei ca. 400 Grad Celsius sind sämtliche Wasserstoffbrücken aufgebrochen und nur noch Einzelmoleküle vorhanden. Brechen die Cluster nun auf, verliert das Wasser an Energie und Information. Auf diesen Vorgang werde ich noch zurückkommen.

- Wasser kann in engen Röhren, wie Pflanzen- oder Baumadern, die Erdgravitation überwinden. Zwischen den Molekülen des Wassers und höher gelegenen Sauerstoff- und Stickstoffatomen der Gefäßwand bilden sich Wasserstoffbrücken, die Gefäßwand und Wasser chemisch verbinden. Mit der Wasseroberflächenspannung »zieht« sich das Wasser auf das Niveau der oberen Gefäßwand-Sauerstoffatome bzw. -Stickstoffatome hoch und nimmt dabei über Wasserstoffbrücken das darunter liegende Wasser mit. Anschließend bilden sich neue Wasserstoffbrücken mit höher liegenden Gefäßwandatomen, die Oberflächenspannung zieht das Wasser wieder hoch und so weiter. Auf diese Weise kann Wasser gegen die Schwerkraft bis in die Wipfel hoher Bäume »klettern«.
- Eine andere Form der Überwindung der Schwerkraft erzielt Wasser in kolloidalen Lösungen, wie in Zellen und Blutadern. Die Kolloide zeichnen sich dadurch aus, dass die in ihnen gebundenen Partikel nicht dem Gesetz der Schwerkraft entsprechend nach unten sinken, sondern in der Schwebe bleiben. Auf dieses für die Zellfunktionen lebensnotwendige Phänomen werde ich später zurückkommen.

Sie sehen: Wenn sich die Wassermoleküle so verhalten würden, wie sie es eigentlich nach den Gesetzen der Chemie müssten, dann würde unsere Welt anders aussehen. Aber warum verhält sich das Wasser nun so und nicht anders? Kann es ein Zufall sein, wenn sich Wasser als Grundlage des Lebens auf diesem Planeten so anders verhält, als es sich eigentlich verhalten müsste? Ist es angesichts dieses geheimnisvollen Wunders vermessen, dahinter einen intelligenten Plan zu vermuten?
Wässer können bei gleicher chemischer Zusammensetzung unterschiedliche biologische Wirkungen haben. So kann beispielsweise ein mit einem Magneten behandeltes Wasser ein stärkeres Pflanzenwachstum erzielen als unbehandeltes Wasser. Der Unterschied ist nicht auf unterschiedliche chemische Zusammensetzungen des Wassers zurückzuführen, da ja das gleiche Wasser zum Gießen verwendet wurde. Worauf beruht der Unterschied dann?
Offensichtlich hat das Magnetfeld einen strukturierenden Einfluss auf das Wasser ausgeübt. Dieser bewirkte offensichtlich, dass die Pflanze die Energie des Wassers besser nutzen kann. Strukturiertes Wasser hat also eine größere biologische Dynamik als geringer strukturiertes Wasser.
Das »chemische« Verständnis des Körpers durch die Wissenschaft führte dazu, dass sich die Forschung in den letzten Jahrhunderten nahezu vollständig auf die materielle Betrachtung des Organismus konzentrierte, wie beispielsweise auf die genaue molekulare Zusammensetzung des Körpers. Diese Betrachtung der Welt ist jedoch als alleinige Betrachtung der Welt längst überholt zu Gunsten eines erweiterten (quantenphysikalischen und kyber-

netischen) Weltbildes. Und zu diesem Weltbild gehören die Energie ebenso wie die Information, beide bezogen auf den Körper und das Wasser.

Wasser als Energie und Energieträger

Die Physik erlebte nach der Wende des 20. Jahrhunderts eine der größten Überraschungen ihrer Geschichte. Sie erkannte, dass Materie und Energie gleichwertig und ineinander umwandelbar sind. Sie entdeckte, dass die »Atome«, aus denen die Moleküle bestehen, nicht unteilbar sind, wie es das Wort »Atom« (griech. atomos = unteilbar) seit Aristoteles behauptete, sondern dass Atome aus Neutronen, Protonen und Elektronen bestehen, und diese wiederum aus noch kleineren Teilchen, wie den Quarks und Leptonen. Und sie erlebte das Unglaubliche: dass Materie zugleich Elementarteilchen und elektromagnetisches Feld ist. Albert Einstein sprach es dann in seiner berühmten Formel aus: $E = mc^2$, Materie und Energie sind einander gleichwertig. Materie ist zugleich Energie, verdichtete Energie wird zu Materie.
Warum ist diese Erkenntnis bei der Erforschung des Wassers so wichtig? Sie bedeutet nicht weniger, als dass Wasser als Materie gleichzeitig Energie ist und darüber hinaus ein Träger elektromagnetischer Schwingungen, also ein Energieträger. Als Energie bzw. als elektromagnetisches Feld weist Wasser elektromagnetische Frequenzen und Amplituden auf. Als Energieträger, das heißt als Ansammlung elektrischer Dipole, ist es in der Lage, auf elektromagnetische Wellen zu reagieren, indem es in

Schwingung versetzt wird und dabei seine Struktur ändert.
Diese Strukturänderungen können beispielsweise bewirkt werden, wenn Ihr Bett im Einflussbereich elektrischer Geräte wie eines Radioweckers, einer eingeschalteten Nachttischlampe, eines auf »Standby« geschalteten Fernsehgerätes oder einer Handy-Basisstation steht. Dann können Sie an diese Stromquellen »ankoppeln«, das heißt, dass Sie Strom aufnehmen können. Ihr Körperwasser speichert diesen Strom. Die Stromquellen sind im Allgemeinen viel stärker als der körpereigene Strom, mit dem alle Ihre Körperfunktionen laufen. Die Folge: Die körpereigenen Stromkreise werden »überladen«, sie funktionieren nicht mehr richtig. Sie wachen morgens »wie zerschlagen« auf, vielleicht mit Kopfschmerzen, und auch viele andere Körperfunktionen klappen nicht mehr so richtig. Wenn man solchen oder anderen Stromquellen (beispielsweise PCs in einem Großraumbüro) langfristig ausgesetzt ist, kann die Aufnahme von »falscher Energie« in das Körperwasser eine ganz wesentliche Ursache chronischer Erkrankungen sein.
Diese Änderungen der Wasserstrukturen sind abhängig von der aufgenommenen Energiemenge. Da Struktur und Funktion zusammenhängen, muss die Energiezufuhr begrenzt sein, um die erforderlichen Funktionen zu ermöglichen. Eine zu starke Energiezufuhr würde über eine zu starke Strukturänderung auch die Funktionen des Wassers stören (flüssiges Wasser erfüllt Aufgaben, die Wasserdampf nicht erfüllen kann).

Wasser als Träger elektromagnetischer Schwingungen

Wasser kann also als Energieträger und auch als Informationsträger direkt in die energetisch-informationellen Regulationsvorgänge des Körpers eingreifen. Dieser für Ihre Gesundheit immens wichtige Aspekt wird bei der chemischen Analyse von Wasserqualitäten vollkommen vernachlässigt, weil sich solche Wasseranalysen nur auf die chemischen Inhaltsstoffe und ihre Grenzwerte beziehen.

Aber Wasser ist viel, viel mehr, und wahrscheinlich wird eines Tages, wenn diese Erkenntnisse in unser Bewusstsein eindringen, das Wissen um den energetischen und den damit zusammenhängenden informationellen Gehalt genauso wichtig sein wie das Wissen um den materiellen Aspekt der Inhaltstoffe. Dann nämlich, wenn die Medizin erkennt, dass für die Gesundheit bzw. die Krankheit eines Menschen in erster Linie seine Regulationsfähigkeit und die ihn beeinflussenden elektromagnetischen Schwingungen zuständig sind.

Wasser stellt durch seine sich bewegenden Dipole ein schwingendes Feld dar, das ein elektromagnetisches Feld bildet. Das Körperwasser des Menschen macht je nach Alter etwa 55 bis 75 Prozent des Körpergewichts aus (siehe »Der Mensch – ein Wasserwesen«, Seiten 157 ff.). Daher stellt der gesamte Organismus ein elektromagnetisches Feld dar – ein Mensch ist also ein elektromagnetisches Wasserwesen. Da dieses Körperwasser von außen elektromagnetisch beeinflusst werden kann, kann man sagen: Der elektromagnetische Mensch kann durch elektromagnetisch geladenes Wasser beeinflusst werden.

Diese Erkenntnis lenkt den Blick auf die Qualität des Wassers als Träger von Schadstoffen. Wasser sollte also nicht nur auf seine Mineral- und Schadstoffgehalte hin analysiert werden, sondern auch auf seine energetischen und informationellen Gehalte hin. Denn diese wirken auf den Menschen ebenso ein wie die materiellen, wenn nicht sogar intensiver.

Das Problem ist, dass sich die elektromagnetischen Schwingungen der Schadstoffe auf das Wasser übertragen. Wasser kann elektromagnetische Energien aufnehmen, speichern und abgeben. Durch die herkömmliche Aufbereitung werden aber nur die Schadstoffe selbst entfernt, und die gespeicherten Schwingungen der Schadstoffe bleiben im Wasser erhalten. Dazu sagt Dr. Wolfgang Ludwig: »Wasser besitzt die Eigenschaft, ihm einmal aufgeprägte Informationen auf der Ebene bestimmter Frequenzen zu speichern und solche Informationen an andere Systeme, wie z.B. lebende Organismen, zu übertragen.« Und weiter: »Während unser Trinkwasser also chemisch rein ist, ist es physikalisch nach wie vor durch die Informationen der Schadstoffe belastet. Nicht die chemische Substanz ist es, die dann auf den Organismus wirkt, wenn man dieses Wasser trinkt, sondern (ihre) ungünstigen Frequenzen.«

Dazu kommt: Es gibt kein chemisch reines Leitungswasser. Die in Wassermolekülen (Hydrathüllen) eingeschlossenen Ionen können nur zum Teil aus den Hydrathüllen entfernt werden. Und hat das Wasser erst einmal Schadstoffe aufgenommen, dann nützt ihre Entfernung in energetischer Hinsicht wahrscheinlich auch nicht viel, denn ihre störenden elektromagnetischen Schwingungen sind der Wasserstruktur aufmoduliert und bleiben häufig im Wasser gespeichert.

Wie nimmt Wasser Energie auf?

Hierzu gibt es mehrere Vorstellungen, eine ist die des Amerikaners Patrick Flanagan. Er schließt aus seinen Forschungsergebnissen, dass Mineralien bzw. ihre Ionen oder kolloidale Mineralien bzw. ihre kolloidalen Ionen zunächst von biologischen Materialien ummantelt werden. Diese Ummantelung erfolgt durch Albumine, Albuminoide und Polysaccharide. An diesen »Mantel« lagern sich dann gleich- oder gegenpolige Elektrolyte an, zum Beispiel Wassermoleküle. Je nach der daraus folgenden Reaktion – Erhöhung oder Reduzierung oder Zerstörung der elektrischen Ladung – sind die Kolloide für den Organismus biologisch nutzbar oder nicht.
Kolloide bilden nach Patrick Flanagan den Kern energetischer Felder. Durch die Anziehung elektrisch geladener Wassermoleküle bilden sie Wasserstrukturen, die wiederum die Voraussetzung für das Leben sind. Durch die Kolloide im Wasser und damit beispielsweise im Blut können im Körper Stoffwechselvorgänge in Gang gesetzt und durchgeführt werden. Die kolloidalen Teilchen im Wasser spielen also offensichtlich bei chemischen Prozessen im Körper eine ganz entscheidende Rolle.
Krankheit und Alter könnte man demzufolge als Schwächung des elektrischen Potenzials der körpereigenen Kolloide durch Zerstörung ihrer elektrischen Ladung sehen. Denn durch diese Zerstörung geht die Wasserstruktur, die die körperlichen Funktionen wie die Regulationsvorgän-

ge ermöglicht, verloren. Ein Konzentrat von Flüssigkristallkolloiden kann nach Patrick Flanagan Wasser strukturieren und der Zerstörung seiner elektrischen Ladung entgegenwirken.

Eines steht jedenfalls fest: Therapeuten sollten Wasser zukünftig nicht nur nach seinen materiell-chemischen Aspekten beurteilen. Sie sollten bedenken, dass die elektromagnetischen Frequenzen des Wassers die elektromagnetischen Schwingungen des menschlichen Organismus beeinflussen.

Wie wichtig das sein kann, wissen wir, seit bekannt ist, dass Wasser Allergien verursachen kann, und dass nicht nur die im Wasser enthaltenen Allergene (zum Beispiel Ozon), sondern auch ihre Schwingungen den Menschen beeinflussen können. Dies konnte Dr. Cyril W. Smith von der Salford Universität in England in Experimenten beweisen. Er prägte Wasser elektromagnetische Frequenzen von Allergenen auf – zum Beispiel die Frequenzen von Kuhmilch – und konnte nachweisen, dass Versuchspersonen schon durch das Trinken dieses Wassers allergische Symptome entwickelten. Erhielten sie danach die invertierten (um 180 Grad spiegelbildlich umgedrehten) Frequenzen überspielt, konnten die allergischen Reaktionen beendet werden (diesen Effekt nutzen auch die Bioresonanztherapie und die Homöopathie). Damit zeigte sich eindeutig, dass elektromagnetische Frequenzen nicht nur Energien darstellen, sondern für den Organismus auch einen informationellen Charakter haben können.

Wasser als Informationsträger

Was für die Praktizierenden der energetischen Medizin schon lange selbstverständlich ist, wird von vielen orthodoxen Naturwissenschaftlern immer noch bezweifelt und als »Scharlatanerie« abgetan: die Tatsache, dass Wasser Informationen speichern kann.

Wie können Wasser-Cluster Informationen aufnehmen, speichern und abgeben?

Von Compact Discs, Disketten und Kassetten wissen Sie, dass die auf ihnen gespeicherten Informationen (Sprache, Musik, Bilder, Filme) elektromagnetisch auf die jeweilige Trägersubstanz übertragen und dort gespeichert werden. Dabei ändert sich die Struktur des Mediums.

Ganz ähnlich scheint es bei Wasser zu sein. Der Prägeprozess scheint die Moleküle der Wasser-Cluster neu zu organisieren bzw. neu zu strukturieren. Die Cluster-Struktur des Wassers ändert sich, und das neue Strukturmuster enthält die aufgeprägte Information. Solange diese Struktur nicht wieder verändert wird (wie zum Beispiel durch das Aufprägen einer neuen Information), bleibt die Information bestehen und kann immer wieder abgerufen werden.

Wasser weist jedoch durch seine molekulare Struktur nur sehr schwache Bindekräfte auf. Es kann leicht durch äußere Einflüsse, insbesondere elektrischer Art, beeinflusst werden – sei es zum Negativen oder zum Positiven. Es kann alle Informationen der Umgebung aufnehmen und sich dadurch ständig verändern, auch hinsichtlich seiner gesundheitlichen Wirkung. Da diese Speicherung recht lange anhalten kann, spricht man vom »Gedächtnis« des Wassers.

Das »Gedächtnis« des Wassers
Wasser speichert alle Informationen, die ihm aufgeprägt werden. Diese Informationen sind jederzeit abrufbar, und das Wasser behält sie so lange »im Gedächtnis«, bis sie durch äußere Einflüsse geändert werden.

Beruht das Gedächtnis unseres Gehirns auch auf der Speicherfähigkeit von Wasser – des Gehirnwassers? Physiologen gehen im Allgemeinen davon aus, dass die Informationen in den Nervenzellen des Gehirns gespeichert werden, den Neuronen. Aber auch diese bestehen zum großen Teil aus Wasser – immerhin beträgt der Gesamtwassergehalt des Gehirns etwa 75 Prozent. Und sinkt die Merkfähigkeit mit fortschreitendem Alter ab, weil der Gehalt an Körperwasser mit zunehmendem Alter sinkt? Eine sehr interessante Frage, die sich die Wissenschaft noch kaum gestellt hat. In der Wissenschaft geht es zumeist um Feststoffe. Die offizielle Wissenschaft ist der Meinung, dass Gedanken und Gefühle von Zellen und Hormonen »produziert« und auch gespeichert werden. Was, wenn das Zellwasser diese Speichersubstanz darstellt?
Nach zweihundert Jahren Erfahrung mit der Homöopathie kann eigentlich kein Zweifel mehr bestehen, dass Wasser eine Art Gedächtnis hat, das die gespeicherte Information über einen langen Zeitraum behalten kann.

Wie lange dieser Zeitraum tatsächlich ist, in dem Informationen in Wasser und Alkohol – wie bei homöopathischen Mitteln – gespeichert bleiben, ist allerdings noch nicht eindeutig definiert. Die Speicherung kann im Extremfall jahrzehntelang dauern, wird aber von vielen Faktoren (Störfaktoren) beeinflusst. In der Homöopathie hat man gelernt, dass die der Trägersubstanz aufmodulierten Informationen durch andersartige starke Schwingungen gelöscht werden können, zum Beispiel indem man das homöopathische Mittel einem Magnetfeld oder starker Sonneneinstrahlung aussetzt. Die Schwingungen werden dann gelöscht, das homöopathische Heilmittel ist wirkungslos geworden.
Dr. Karl Trincher hat herausgefunden, dass Wasser bei etwa 37 °C – der Körpertemperatur – die beste Informationskapazität besitzt. Die einfachste Art, Informationen im Wasser zu löschen und dem Wasser seine belastenden Schadinformationen zu nehmen, wäre demnach das Abkochen von Wasser, da dies die Cluster-Strukturen, die offensichtlich für die Speicherung der Informationen verantwortlich sind, weitgehend auflöst.
Auch eine Behandlung informierten Wassers mit einem 50-Hz-Signal oder einem Magnetfeld kann die Information und damit die Wirkung der Wasserlösung zerstören. Dies sollte bei einer Magnetfeldbehandlung berücksichtigt werden. Magnetfelder können bei unsachgemäßem Einsatz schaden.

Kohärente Domänen in Wasser – ist die Theorie der Speicherung von Informationen in Wasser-Clustern überholt?

In diesem Buch sowie in Publikationen anderer Autoren wird beschrieben, dass Informationen in Wasser-Clustern gespeichert werden können. Dies ist der allgemeine wissenschaftliche Konsens, wenn man überhaupt die Möglichkeit einer Speicherung von Information in Wasser akzeptiert.

Seit einiger Zeit regen sich aber Stimmen, die verlauten lassen, dass eine dauerhafte Speicherung von Informationen in Wasser-Clustern wegen der ständigen Auflösung und Umgruppierung dieser Cluster, besonders unter Erwärmung, nicht möglich sei. Cluster seien sehr kurzlebige Gebilde, die sich schnell auflösen (Prof. Fritz-Albert Popp spricht von einer Cluster-Lebenszeit von Nanosekunden), wieder bilden (mit anderen Wassermolekülen), wieder auflösen. Wegen der Kurzlebigkeit der Wasser-Cluster erscheine es unwahrscheinlich, dass elektromagnetische Informationen dauerhaft in Wasser-Clustern zu speichern seien.

Dennoch ist es für die Befürworter einer Informationsspeicherung in Wasser offensichtlich, dass eine solche Speicherung irgendwie möglich ist.

Diesen Befürwortern kommen jetzt einige neue Erkenntnisse zu Hilfe, die besagen, dass die Informationen in so genannten Kohärenten Domänen gespeichert werden können. Dr. Siegfried Kiontke berichtet in seinem Buch »Physik biologischer Systeme«, dass eine Mailänder Forschungsgruppe um Dr. Del Giudice und Dr. Preparata ein theoretisches Modell entwickelt habe, nach dem sich im Wasser Kohärente Domänen (= kohärente Raumbereiche) bilden können, in denen elektromagnetische Felder = Informationen gespeichert werden können. Dieses Modell scheint die Speicherung von Informationen in Wasser besser zu erklären als das bisher verwendete Cluster-Modell.

Was sind Kohärente Domänen?

Als Kohärente Domäne wird ein Raumbereich bezeichnet, in dem ein elektromagnetisches Feld und Teilchen kohärent sind, also mit gleicher Phase und gleicher Oszillationsfrequenz aufeinander abgestimmt sind. Der Durchmesser des Raumbereiches, also die Größe der Kohärenten Domäne, entspricht dabei der Wellenlänge des gespeicherten elektromagnetischen Feldes.

(Bei Wasser ist eine solche Kohärente Domäne winzig klein: Nach Dr. Kiontke hat eine Kohärente Domäne von Wasser einen Radius = Umkreis von ca. 500 Angström.)

Ab einer bestimmten Anzahl von Wassermolekülen schwingen diese Moleküle im Takt mit einer elektromagnetischen Welle, die jetzt nicht mehr kurzlebig ist (wie z. B. bei den Wasser-Clustern), sondern stabil und mit den Wassermolekülen verbunden ist.

Nach Dr. Kiontke kann sich eine Kohärente Wasser-Domäne mit anderen Kohärenten Domänen oder mit außerhalb von ihr liegenden Informationsfrequenzen verbinden, wenn diese Frequenzen haben, die nahe an den Frequenzen der ersten Kohärenten Domäne liegen. Eine Kohärente Domäne kann also Informationen (Informationsfrequenzen) aufnehmen.

Es scheint sich also eine Revolution im Denken über die Speicherung von Informationen in Wasser anzubahnen. Denn während nach neuesten Erkenntnissen schon bei Zimmertemperatur die weitaus meisten der Wasser-Cluster aufgelöst sind, sind Kohärente Domänen im Vergleich mit Wasser-Clustern erheblich stabiler: bei 37 °C (der Körpertemperatur) sind noch 30 Prozent, bei 100 °C noch 8 Prozent der Kohärenten Domänen erhalten. (Der Rest des Wassers befindet sich in einer nichtkohärenten Phase.) Durch eine Erhöhung der Wassertemperatur können in einer Kohärenten Domäne zwar Teilchen so viel Energie aufnehmen, dass sie die Kohärente Domäne verlassen können, aber sie werden dann durch andere Moleküle ersetzt, und die Speicherung von Informationen bleibt auch über 100 °C erhalten.
Immerhin ist die Theorie der Speicherung von Informationen in Wasser in Kohärenten Domänen mit der modernen Quantenelektrodynamik kongruent. Wenn sie weiter untermauert werden kann, kann das Wissen um die Möglichkeiten der Speicherung von elektromagnetischen Schwingungen, also von Energie und Informationen, in Wasser (und damit im Körperwasser – im extrazellulären und intrazellulären Körperwasser) einen großen Schritt vorwärts machen.

Wirkungen auf den menschlichen Organismus

Entscheidend für eine therapeutische Beeinflussung eines Patienten durch Wasser – also beispielsweise durch homöopathische Heilmittel oder durch therapeutische Informationen, die auf Wasser aufgeprägt worden sind – ist,

dass die Grundschwingungen von Kohärenten Domänen in Wasser offensichtlich durch andere elektromagnetische Signale verändert werden können. Dadurch könnten auf Wasser geprägte Informationen das Körperwasser beeinflussen und damit beispielsweise physikalische Prozesse im Körper verstärken oder andersartig beeinflussen, z.B. im Körperwasser abgespeicherte krank machende Frequenzen wie die von Schwermetallen reduzieren.
Nachdem die Wasserforscher glaubten, die Speicherung von Information in Wasser mit der Hypothese der Wasser-Cluster erklären zu können, ist die Wasserforschung mal wieder in Bewegung gekommen. Zwar kann es noch Strukturen geben, die die Wissenschaft noch nicht kennt, jedoch scheint die Speicherung von Informationen in Kohärenten Domänen zum jetzigen Zeitpunkt das schlüssigste Modell zu sein.
Zeigt uns das nicht erneut, wie geheimnisvoll doch selbst ein so simpel erscheinendes Element wie Wasser ist?

Wie wirkt Wasser?

Nachdem Sie die materielle, energetische und informationelle Dimension des Wassers kennen gelernt haben, werden Sie wahrscheinlich fragen: Ja, wie wirkt Wasser denn nun eigentlich? Wirkt es hauptsächlich auf der materiellen, der energetischen oder der informationellen Ebene? Die Antwort lautet natürlich: Wasser wirkt auf allen drei Ebenen gleichzeitig, doch die Wirkungen sind auf jeder dieser Ebenen spezifisch. Ein Therapeut müsste also bei einer Wassertherapie alle drei Ebenen berück-

sichtigen. Allerdings gibt es noch keine ausreichenden Erfahrungen und erst recht keine umfassende Theorie darüber.
Zwar gibt es heutzutage schon ein paar Methoden, mit denen man Informationen gezielt auf Wasser aufprägen kann, aber noch weiß niemand wirklich genau, was dabei im Wasser selbst passiert oder wie genau diese Informationen konstruiert sein müssen. Ein wesentlicher therapeutischer Schritt ist allerdings mit den spezifischen homöopathischen sowie den Organ- und Nosodenampullen gemacht, die zum Beispiel in der Psychosomatischen Energetik und der Bioresonanztherapie eingesetzt werden.
Hier nutzen wir das Wissen, dass bestimmte Frequenzen im Organismus bestimmte Wirkungen aufzeigen können. Wir können zum Beispiel mit der Bioresonanztherapie dem Organismus die Frequenzen bestimmter Organe aufschwingen – zum Beispiel die Frequenzen der Leber, wenn diese erkrankt ist – und damit den Heilungsprozess des Organs unterstützen. Oder wir können in der Bioresonanztherapie mit invertierten Schwingungen im Körperwasser abgespeicherte Bleifrequenzen verringern. Aber abgesehen von solch punktuellem Wissen haben wir nur wenig Ahnung davon, aus welchen Frequenzen sich der Körper zusammensetzt und mit welchen Frequenzen wir welche Wirkungen erzielen. Diese erfolgreichen Diagnose- und Therapieformen beruhen eher auf Erfahrung, weniger auf wissenschaftlichen Theorien.

Bilder von Wasserkristallen

Es wird inzwischen sehr viel über im Wasser abgespeicherte elektromagnetische Schwingungen und durch sie bewirkte Energien und Informationen geredet, aber im Grunde weiß man noch recht wenig darüber. Doch manches kann man darstellen. So hat zum Beispiel der japanische Wasserforscher Masaru Emoto mit seinen zauberhaften Fotos von Wasserkristallen gezeigt, dass sich die Wasserstruktur sogar dann verändert, wenn man dem Wasser positive oder negative Gedanken und Gefühle und aufmunternde oder lähmende Worte wie »Liebe« oder »Hass« aufprägt oder wenn man kleine Papierzettel mit Losungsworten auf Wassergläser aufklebt. Selbst unterschiedliche harmonische oder disharmonische Musik bewirkte unterschiedliche Bilder – von schönen klaren Kristallstrukturen bis zu verwaschenen Schlierenbildungen. Dabei sind es nicht die Worte, sondern die Schwingungen – Frequenzen und Amplituden – der Gefühle, die vom Wasser gespeichert werden. Die Veränderungen in den Wasserkristallen sind wahrscheinlich so zu erklären, dass bei belastetem Wasser ein Strukturverlust auftritt. Beispielsweise sind die Bilder von unstrukturiertem Stadtwasser meist matt, sie zeigen sehr einfache oder gar keine Strukturen. Frisches Quellwasser hingegen zeigt leuchtende symmetrisch geformte Kristalle, ähnlich wie Schneekristalle. Wenn die energetische Information harmonisch ist, bilden sie fast immer sechs Ecken aus.

Die Stuttgarterin Ruth Kübler hat in vielen Jahren intensiven Forschens festgestellt, dass in der Dunkelfeld-Mi-

kroskopie unterschiedliche homöopathische Tinkturen völlig unterschiedliche Wasserstrukturen ergeben. Ihre faszinierenden Fotografien zeigen ebenfalls, dass die Wasserstruktur und damit ihr energetischer und informationeller Gehalt fotografisch festgehalten werden kann. Sie demonstrieren, dass Wasser - schlichtes H_2O - ganz unterschiedliche Strukturen annehmen kann.
Liegen hier neue Ideen für eine Therapie mit Wasser? Jedenfalls besteht inzwischen die Vermutung, dass die hohe therapeutische Wirksamkeit von »heiligen« Wässern (wie Lourdes etc.) neben ihrer psychischen Wirkung vermutlich in ihrer speziellen elektromagnetischen Struktur liegt - und nicht in ihren Mineralien.
Auch wenn all dies noch keinen wissenschaftlichen Beweis darstellt und noch keine eindeutigen Interpretationen zulässt, ist es doch ein Zeichen der enormen Wandlungsfähigkeit des Wasser durch äußere Einflüsse. Denken Sie daran, wenn Sie sich mal wieder über etwas ärgern oder wenn Sie über etwas wütend sind oder wenn Sie sich über etwas große Sorgen machen. Sie bestehen zu 55 bis 75 Prozent Ihres Körpergewichts aus Wasser - wollen Sie Ihr Körperwasser wirklich so negativ informieren?

Wenn Wasser ein Gedächtnis hat – hat es dann auch ein Bewusstsein?

Im letzten Kapitel habe ich die energetischen und informationellen Aspekte des Wassers beschrieben und unter anderem daraus gefolgert, dass Wasser offensichtlich

eine Art Gedächtnis hat, indem es elektromagnetische Schwingungen speichern kann.
Dr. Peter C. Endler untersuchte über viele Jahre wissenschaftliche Ansichten zur Speicherung von Informationen in Wasser. Der allgemeine Konsens ist, dass sich diese Prozesse vermutlich nicht auf der Ebene der Moleküle oder Atome abspielen, sondern auf der subatomaren Ebene der Quanten. Im Quantenbereich können Materie und Energie nicht mehr scharf getrennt werden, dort sind Teilchen und Welle nicht mehr unterscheidbar.
Wenn man sich den subatomaren Dimensionen der Wasserstoff- und Sauerstoffatome zuwendet, stößt man in Bereiche vor, die das, was Wasser tut, fast wie ein Bewusstsein erscheinen lassen. Es scheint so, als könne Wasser nicht nur Informationen speichern, sondern sie selbst erschaffen. Deswegen sei mir jetzt die Frage erlaubt: Enthält Wasser ein Bewusstsein?

Das Wasser aus der Sicht der Quantenphysik

Die Quantenphysik geht noch einige Schritte weiter als das Modell der Speicherung von Energie und Information in den Cluster-Strukturen des Wassers.
Wie wir wissen, setzen sich Wassermoleküle aus den Atomen Wasserstoff und Sauerstoff zusammen, diese bestehen aus Elektronen und Neutronen, und diese wiederum bestehen aus subatomaren Teilchen wie Quarks und Hadronen. Diese subatomaren Teilchen sind im Atom durch riesige Leerräume voneinander getrennt, die in jedem Atom mehr als 99,99 Prozent ausmachen. Ein Atom

ist also praktisch leerer Raum, in dem sich ein bisschen Materie bewegt. Und dieses bisschen Materie ist nach den Erkenntnissen der Quantenphysik elektromagnetischer Natur, es sind elektromagnetische Felder, die in Form von Energiewirbeln subatomare Teilchen bilden.
Da elektromagnetische Felder mit »passenden« (resonanten) elektromagnetischen Feldern (Schwingungen gleicher Frequenz) in Wechselwirkung gehen können und der leere Raum zusätzliche elektromagnetische Felder aufnehmen kann, kann Wasser elektromagnetische Felder aufnehmen, speichern und wieder abgeben. Mit dem Wasser wirken also elektromagnetische Felder bzw. Schwingungen auf uns Menschen ein, da wir aus Zellen bestehen, deren Atome ebenfalls leerer Raum und elektromagnetische Felder sind.

Materie besteht fast gänzlich aus leerem Raum
Nach der Quantenphysik ist alle Materie, unsere Körper eingeschlossen, leer wie der intergalaktische Raum. Darin befinden sich nur ein paar subatomare Partikel, die Energiewirbel.

Die moderne Wissenschaft weiß seit langem, dass auf Grund der subatomaren Struktur alles anscheinend Feste, Flüssige und Gasförmige größtenteils aus leerem Raum, aus »nichts«, aus einem Vakuum besteht, in dem sich eine kleine Anzahl subatomarer Partikel, Atome und Moleküle bewegen. Alle Objekte setzen sich folgendermaßen zusammen:

Objekte (z. B. ein Wassertropfen): Sie bestehen größtenteils aus einem leeren Raum, innerhalb dessen sich Moleküle bewegen.

↑

Moleküle (z. B. Wassermoleküle): Sie bestehen größtenteils aus einem leeren Raum, innerhalb dessen sich Atome bewegen.

↑

Atome (z. B. Sauerstoff O und Wasserstoff H): Sie bestehen größtenteils aus einem leeren Raum, innerhalb dessen sich atomare Teilchen bewegen.

↑

Atomare Teilchen (wie Elektronen, Protonen): Sie bestehen größtenteils aus einem leeren Raum, innerhalb dessen sich subatomare Teilchen bewegen.

↑

Subatomare Teilchen (wie Quarks, Hadronen): Sie bestehen aus elektromagnetischen Feldern bzw. Energiewirbeln.

↑

Der leere Raum, das Vakuum, das Nichts

Folgende Beispiele sind zwar nicht als absolut zu nehmen, können aber zur Veranschaulichung dienen: Wenn ein Atom so groß wäre wie ein Fußballfeld, wäre der Atomkern etwa so groß wie eine Apfelsine. Wenn man den leeren Raum aus dem Planeten Erde herausnähme, wäre der Rest etwa so groß wie ein Medizinball. Wenn man den leeren Raum aus einem Menschen herausnähme, wäre der Rest etwa so groß wie eine Stecknadel.

Kreatives Vakuum

Wie ist das alles entstanden? Der englische Wissenschaftler John Davidson sagt, dass dieser leere Raum, dieses Vakuum, die eigentliche schöpferische Ursache der Materie sei. In diesem Vakuum, so sagt er, ist das kreative Potenzial, das alles entstehen lässt. Dieses Potenzial weiß, was zu tun ist, damit Materie entsteht und damit die Funktionen der Materie wie des Körpers geregelt ablaufen. Und sie laufen geregelt ab, wenn der Mensch und seine Umwelt sie nicht stören.

Wenn das so ist, dann enthalten die Leerräume zwischen den subatomaren Teilchen der Atome das kreative Potenzial, das durch das Wasser wirkt. Das kreative Potenzial bewirkt die Entstehung des Wassers und steuert seine Wirkungen im menschlichen Organismus – außer es wird durch Schadstoffe und deren Schadinformationen daran gehindert.

Fortschrittliche Wissenschaftler und vor allem die Mystiker aller Zeiten glauben, dass das Vakuum die Energie erschafft, dass das Vakuum kreativ ist. Das Vakuum oder im Vakuum könnte dann so etwas wie ein kosmisches Bewusstsein sein, das in sich Energiewirbel schafft, die von den menschlichen Sinnesorganen wahrgenommen und vom menschlichen Bewusstsein als feste, flüssige oder gasförmige Materie interpretiert werden. Dies wäre

ein sich im ewigen Jetzt fortlaufend abspielender Prozess. Dies wäre eine fortlaufende Manifestation der Gedanken eines kosmischen Bewusstseins (im Sinne eines Ordnung schaffenden Bewusstseins), die allerdings von den Produkten der Gedanken eines menschlichen Bewusstseins gestört werden kann. Diese Produkte können beispielsweise Radarwellen sein, deren Energie zum Beispiel Wasser oder einen menschlichen Körper oder menschliches Körperwasser negativ beeinflussen kann.
Nach dieser Interpretation des leeren Raumes bzw. des Vakuums wäre der leere Raum bzw. das Vakuum eine Form von Bewusstsein, oder in ihm wäre eine Form von Bewusstsein, das die in ihm enthaltene Energie bzw. Materie »erschafft«. Demzufolge wäre jede Materie – auch Wasser – eine Form von Bewusstsein oder ein Produkt eines Bewusstseins. Dies ließe uns die vielen Funktionen des Wassers, die es im menschlichen Körper ausführt, besser verstehen. Das Wasser wäre bzw. hätte ein Bewusstsein, mit dem es die jeweiligen Aufgaben, die es in den unterschiedlichen körperlichen Geweben und Organen ausführen soll, spezifisch ausführen kann.

Das Wesen des Wassers

In alten Zeiten war Wasser etwas Heiliges; in heutigen Zeiten ist Wasser etwas Nützliches. Wurde es früher als ein kostbares Gut für alle geschätzt, so schätzt man es heute nur noch unter dem egoistischen Aspekt: Was nützt es mir?
Doch was ist Wasser, wenn man den Aspekt der Nützlich-

keit einmal beiseite lässt? Was ist Wasser jenseits der naturwissenschaftlichen Erkenntnisse um die Formel H_2O? Diese Formel sagt nichts über das Wesen des Wassers aus. Was ist Wasser wirklich?

Auf jeden Fall ist Wasser in erster Linie ein Teil der Natur, erst in zweiter Linie ein Teil der Kultur. Der chinesische Begriff für Natur lautet tzu-jan, übersetzbar mit »so aus sich selbst heraus«. Das charakterisiert den Lauf der Natur. Und das charakterisiert auch den Lauf des Wassers: aus sich selbst heraus. Natürlich.

Man könnte das Wesen des Wassers also aus den Prinzipien der Natur ableiten. Derer gibt es viele, und einige der wichtigsten helfen, dem Wesen des Wassers näher zu kommen.

Wasser ist ein polares Element

Das materielle Universum unterliegt dem Prinzip der Polarität: Tag und Nacht, warm und kalt, männlich und weiblich, Yang und Yin. So ist die Polarität auch ein wesentlicher Charakterzug des Wassers. Dies zeigt sich an seinem Dipolcharakter: Wassermoleküle haben positive und negative Pole. Es zeigt sich in seiner Temperatur: Wasser ist heiß und kalt. Es zeigt sich in der Polarität der Wasseraggregatzustände: Wasser ist fest, flüssig und gasförmig. Beim flüssigen Wasser finden wir Ebbe und Flut in der Natur und diese vielleicht auch in den Körperflüssigkeiten des Menschen. Vielleicht hat die »Mondsüchtigkeit« etwas mit dem Wasser-Energie-Gehalt des Gehirnwassers zu tun? Die Polarität zeigt sich in der Welle: Sie hat einen Wellenberg und ein Wellental. Sie zeigt sich zwischen Quelle und Mündung, zwischen reißenden Gebirgsbächen und sanft dahinfließenden Auenströmen, zwischen lebensstiftend und lebensbedrohend, zwischen zerstörend und nährend. Und wir finden sie in den Extremen seiner Wirkung auf den Menschen: Wasser kann krank machen, und Wasser kann heilen. Wasser ist ein polares Element.

Wasser ist ein dynamisches Element

Natürliches Wasser ist fast immer in Bewegung. Es bewegt sich in den großen globalen und kleinen regionalen Kreisläufen, es fließt Gebirge und Hügel hinab, in den Tälern mäandriert es, und selbst in Seen und Teichen schichten sich die Gewässer ständig mit der Temperatur und den Bewegungen ihrer Lebewesen um. Auch im Menschen fließt das Wasser ständig, beispielsweise in den Blutgefäßen und in den Lymphgefäßen. Es ermöglicht den Stoffwechsel, und es entgiftet. Wasser ist ein dynamisches Element.

Wasser ist ein rhythmisches Element

Polaritäten sind keine Gegensätze, sondern Extreme einer Einheit. Wie im Yin-Yang-Symbol dargestellt, birgt ein Pol immer den Gegenpol in sich, ein Extrem wandelt sich in das andere Extrem. Die Jahreszeiten entwickeln sich zu einem Extrem und schlagen dann ins Gegenteil um, wie das Pendel einer Uhr. Alles im Universum unterliegt einem Rhythmus. So auch das Wasser. Das Wasser ist ein Symbol der Wandlung und Wandlungsfähigkeit. Im Rhythmus der Natur verwirklicht sich die Dynamik der Natur. Leben ist Bewegung, Wasser ist Bewegung. Am besten ist das an globalen und auch regionalen Wasserkreisläufen zu erkennen: Eis und Wasser verdampfen durch Wärme, bilden Wolken, diese kühlen ab, fallen als Regen auf die Erde, »verfestigen sich« wieder zu Wasser und Eis. Wasser ist an den Biorhythmen des Menschen beteiligt, vielleicht drücken sich die Gezeiten von Ebbe und Flut auch in den Rhythmen des Säure-Basen-Haushaltes aus. Wasser ist ein rhythmisches Element.

Wasser ist ein schwingendes Element

Eng mit den Prinzipien der Polarität und des Rhythmus hängt das Prinzip der Schwingung zusammen: In der rhythmischen Bewegung zwischen zwei Polen entsteht eine Schwingung. Die kleinste Schwingung des Wassers ist die seiner Elektronen um seine Atomkerne. Eine größere ist die Welle im Meer. Und an Land zeigt das Wasser seine Lebendigkeit durch das natürliche Mäandrieren frei fließender Gewässer. Wasser ist ein schwingendes Element.

Wasser ist ein wandelbares Element

Das Leben ist Bewegung, Bewegung ist Wandlung. Auch das Wasser ändert unter neuen Einflüssen ständig seine Form: Es variiert zwischen fest und flüssig und gasförmig, zwischen kristallin und kolloid und kompakt. Und es ändert die Natur: Es schleift Berge und Hügel ab, es gräbt tiefe Täler, es schwemmt neues Land auf. Es lässt Menschen größer und kleiner werden, es begleitet sie von der Gesundheit in die Krankheit und zurück. Was immer sich ändert, Wasser ist dabei. Wasser ist ein wandelbares Element.

Wasser ist ein allgegenwärtiges Element

Wasser ist überall. Mancherorts gibt es davon wenig, mancherorts viel. Zu wenig und zu viel, sagen wir oft. Aber die Natur stellt sich darauf ein, sie passt Funktionen und Strukturen der Ökosysteme dem Weniger oder Mehr des Wassers an – innerhalb möglicher Toleranzgrenzen. Diese sich selbst regulierenden Wasserhaushalte finden wir bei Pflanzen, Tieren und Menschen. Außerhalb der Toleranzgrenzen leiden Lebewesen Schaden. Ohne Wasser geht nichts. Zum Glück: Wasser ist ein allgegenwärtiges Element.

Wasser ist ein sensibles Element

Wasser reagiert schon auf sehr subtile Einflüsse. Wärme löst Wasserstoffbindungen in Wasser-Clustern auf, Kälte lässt es erstarren. Elektromagnetische Schwingungen in Wasser können zu allergischen Reaktionen führen, Worte und Musik verändern Strukturen von Wasserkristallen. Wasser ist so sensibel wie unsere Seele. Es sollte ebenso sorgsam behandelt werden. Wasser ist ein sensibles Element.

Wasser ist ein kraftvolles Element

Schon Lao-tzu stellte fest, dass das Weiche das Harte besiegt, dass das Wasser den Fels sprengt. So weich Wasser sein kann, so viel Kraft kann es entwickeln. Der Gebirgsbach schäumt zwischen schroffen Felsen das Gefälle hinab und reißt alles Geröll mit sich; Wassermühlen mahlten das Korn zu nährendem Mehl. Wassergetriebene Turbinen waren viele Jahre lang eine der Hauptenergiequellen, besonders gebirgiger Länder. Wo immer das Sanfte auftauchte, brachte es Energie mit sich: Wasser ist ein kraftvolles Element.

Das Wesen des Wassers ist unergründlich

Das Wesen des Wassers bleibt noch unergründlich. Erst wenn wir mehr verstehen können, werden wir das Wasser verstehen können. Bis dahin sollten wir mit dem Wasser schonend und sorgsam umgehen. Nicht als Gebrauchsgut, sondern als Lebensgut. Seien wir uns dessen bewusst. Seien wir uns des Wassers bewusst!

Reinigung und Vitalisierung von Trinkwasser

»Keine Heilung findet hier,
wer Sorgen hat.«

INSCHRIFT DER ANTONISCHEN BÄDER

Obwohl Leitungswasser von allen deutschen Wasserversorgern in Trinkwasserqualität geliefert wird, kann es doch entsprechend den aufgeführten Kriterien der Gesundheit abträglich sein. Es kann immer noch Schadstoffe und/oder Schadstoffschwingungen enthalten.

Die Reinheit des Wassers

Gibt es überhaupt absolut reines Wasser? Offenbar nicht, denn wenn Wasser erst einmal Substanzen aufgenommen hat, kann man sie zumeist nicht völlig entfernen, weil die Wasser-Cluster selbst nach einer intensiven Reinigung in den Wasserwerken immer noch Substanzen enthalten. Darum möchten viele Wasserkonsumenten ihr Trinkwasser noch weiter reinigen. Entsprechende Verfahren, die für Haushalte konzipiert sind, reinigen Leitungswasser von

- materiellen Schadstoffen,
- energetisch wirksamen Schadstoffschwingungen,
- informationell wirksamen Schadstoffschwingungen.

Die Vitalität des Wassers

Gibt es überhaupt vitales Wasser? Im Prinzip kann man nur mineralarmes Wasser aus artesischen Quellen als vital bezeichnen. Dieses Wasser ist über Hunderte oder Tausende von Jahren in den Tiefen der Erde »gereift«. Es hat als Regen die atmosphärischen Energien aufgenommen und bei seiner Wanderung durch das irdische Gestein dessen Energien. Diese Energien bewirken schließlich eine Levitation des Wassers; es steigt in der Erde empor und gelangt als frische, hochenergetische Quelle aus der Erde ans Tageslicht.

Wenn dieses Wasser direkt an der Quelle getrunken wird, ist es am lebendigsten, am energiereichsten. Doch sobald es in Flaschen abgefüllt oder durch Wasserleitungen zu seinen Konsumenten gebracht wird, wird seine innere Vitalität durch seine Bewegungslosigkeit (in Flaschen) oder seinen Transport unter Druckbedingungen (in Wasserleitungen) reduziert. Der Konsument erhält ein relativ energiearmes Trinkwasser.

Um diesen Vitalitätsverlust auszugleichen, kann man das Trinkwasser vitalisieren. Hierzu stehen mehrere Verfahren zur Verfügung, die sich in zwei grundsätzliche Kategorien einteilen lassen:

- Vitalisierung durch Energetisierung
- Vitalisierung durch Informierung

Sowohl zur Reinigung als auch zur Vitalisierung gibt es einige Verfahren, die ich im Folgenden kurz skizziere. Ich werde diese Verfahren und Systeme nur generell beschreiben, ein detailliertes Eingehen auf die technischen Details würde den Rahmen dieses Buches sprengen.

Reinigung von Leitungswasser bzw. Trinkwasser

Aktivkohlefilter

Beim Erhitzen und Kochen von Wasser werden im Wasser enthaltene Karbonate in Kalk umgewandelt. Dadurch entstehen unappetitlich aussehende milchig-schlierige Wassertrübungen, und der Geschmack des Wassers verändert sich. Hiervon sind besonders geschmackssensible Getränke wie Tee und Kaffee betroffen. Zudem setzt sich der ausgefällte Kalk in den Kochgefäßen ab, und diese Kalkschichten erfordern bei jedem neuen Erhitzungs- oder Kochprozess mehr Energie. Die Kalkablagerungen in den Kochgefäßen sind optische Warnsignale. Sie sollten daran erinnern, dass sich die Karbonate nicht nur in Küchengefäßen, sondern auch in Blutgefäßen ablagern können.
Diese Beeinträchtigungen des Trinkwassers führten zur Entwicklung von Geräten, die anorganische Mineralien und ihre Ionen sowie andere Wasserinhaltsstoffe entfernen und dadurch auch zur Wasserenthärtung verhelfen. Das einfachste Verfahren ist die Aktivkohlefiltrierung. Das entsprechende Gerät besteht aus einem Aktivkohlefilter, hierbei kann es sich um Aktivkohle-Granulatfilter oder Aktivkohle-Blockfilter handeln.
Alle Aktivkohlefilter sind primär materiell-biochemisch wirksam, sie nehmen auf den energetischen oder informationellen Gehalt des Trinkwassers keinen Einfluss.

Aktivkohle-Granulatfilter

Die Aktivkohle ist als poröse Substanz von einer Vielzahl von »Kanälchen« durchzogen, die insgesamt eine sehr große innere Oberfläche von 500 bis 3000 Quadratmeter pro Gramm und damit eine große Aufnahmefähigkeit aufweisen.

Während des Filtrierungsprozesses lagern sich in einem Aktivkohle-Granulatfilter ungeladene Stoffteilchen an die Oberfläche der Aktivkohle an. Dadurch bindet und reduziert die Aktivkohle im Wasser Kalzium, Magnesium, organische Verbindungen, Chlor und Chlorverbindungen, bei manchen Stoffen bis zu 90 Prozent. Kleinere Substanzen wie die anorganischen Schadstoffe Chrom, Atrazin, Nitrat, Phosphat, Asbest, Schwermetalle sowie Bakterien und Viren können jedoch den Filter passieren. Aktivkohle-Granulatfilter sind für die meisten Schadstoffe ungeeignet.

Die Leistungsfähigkeit des Filters nimmt mit der Zeit ab, darum muss er hin und wieder ausgetauscht werden. Da es bisher keine ausreichenden allgemeinen Indikatoren für einen rechtzeitigen Austausch gibt, geben die Hersteller bzw. Lieferanten für ihre Filter spezielle Austauschempfehlungen. Auf diese ist jedoch nur bedingt Verlass, folglich kann man den richtigen Zeitpunkt für das Auswechseln des Aktivkohlefilters leicht verpassen. Dann kann es zu einer plötzlichen schubweisen Entladung der im Filter festgehaltenen Stoffe in das Trinkwasser kommen.

Zudem kann der Filter mit dem Leitungswasser Schadstoffe aufnehmen, die sich besser anlagern als die bisher aufgenommenen Stoffe. Auch dadurch können zuvor angelagerte Schadstoffe ins Trinkwasser freigesetzt werden.

In beiden Fällen kann ein Glas Wasser all die Schadstoffe enthalten, die zuvor über Tage herausgefiltert worden waren.
Ein weiteres Problem der Aktivkohlefilter ist ihre Verkeimung. Sie stellen einen guten Nährboden für Bakterien dar. Bakterien können sich – besonders wenn der Filter längere Zeit nicht benutzt wird – im Filter vermehren und das Wasser (und Ihre Gesundheit) belasten. Die Grenzwerte der Trinkwasserverordnung für Mikroorganismen können um ein Mehrfaches überschritten werden. Um eine Verkeimung zu verhindern, wird den Aktivkohlefiltern oft Silbernitrat zugesetzt. Dieses wird vom Filter kontinuierlich in sehr geringen Mengen ins Trinkwasser abgegeben, es senkt den Wasser-pH-Wert und kann gesundheitsschädlich sein.
Aktivkohle-Granulatfilter sind zumeist als Kannenfilter in Gebrauch, dabei wird eine Filterkartusche in einen Wasserbehälter eingesetzt. Das Wasser wird in die Kanne gegossen, es sickert durch die Kartusche in den Wasserbehälter.

Aktivkohle-Blockfilter

Aktivkohle-Blockfilter haben – bedingt durch die andere Bauart – ein anderes Wirkungsspektrum als Aktivkohle-Granulatfilter. Bei ihnen werden statt der Mineralien Schadstoffe der unterschiedlichsten Art entfernt. Diese variieren je nach Gerät und Hersteller. Ziel ist es, Chlor und Chlorabbauprodukte, bestimmte Bakterien, Pestizide und Schwermetalle aus dem Wasser zu filtern. Manche Blockfilter enthalten eine Membran, um Bakterien aus dem Wasser zu entfernen. Blei und Kupfer – die Hauptschadstoffe alter Wasserleitungen – werden häufig nicht nachhaltig ausgefiltert. Viele der bei den Aktivkohle-Granulatfiltern beschriebenen Probleme entfallen bei Aktivkohle-Blockfiltern.

Ionenaustauscher

Ionenaustauscher sollen die Wasserhärte reduzieren, indem sie »unerwünschte« geladene Teilchen gegen vergleichsweise »geduldete« Ionen gleicher Ladung austauschen. So können zum Beispiel die Anionen Nitrat und Sulfat oder die Kationen Kalzium und Magnesium ausgetauscht werden gegen Chlorid, Hydroxyd oder Natrium. Ionenaustauscher tauschen im Allgemeinen entweder Anionen (wie Nitrat und Sulfat) oder Kationen (wie Kalzium und Magnesium) aus – zumeist gegen Natrium. Der Verbraucher muss sich in der Regel für eine dieser Möglichkeiten entscheiden. Nichtionische Verbindungen, wie partikuläres Blei und Asbest und chlorierte Kohlenwasserstoffe, werden nicht entfernt. Der Ionenaustausch gegen Natrium-Ionen führt leider in den meisten Fällen zu einem hohen Natriumgehalt des Trinkwassers.
Das Bindungsvermögen der Ionenaustauscher ist je nach Austauschsubstanz unterschiedlich. Von der einfachen Wasserenthärtung bis zur Vollentsalzung sind bei Ionenaustauschern alle Grade der Entmineralisierung möglich. Die Wirksamkeit der Ionenaustauscher nimmt plötzlich ab, deshalb ist eine Wirksamkeitsüberwachung notwendig, um sie rechtzeitig auszutauschen oder zu reinigen. Diese Überwachung ist bei kleinen Ionenaustauschern wie zum Beispiel in Tischgeräten für die häusliche Was-

seraufbereitung schwierig. Zudem können die kleinen Geräte nicht vom Verbraucher selbst regeneriert werden. Sie müssen über den Hausmüll entsorgt werden.
Besonders die kleinen Tischgeräte können leicht verkeimen. Damit steigt die Gefahr einer mikrobiellen Belastung des gereinigten Trinkwassers.

Aktivkohlefilter kombiniert mit Ionenaustauscher
Häufig werden Aktivkohlefilter mit Ionenaustauschern kombiniert. Durch die Aktivkohlefilter werden dem Wasser Schadstoffe entzogen, durch die Ionenaustauscher werden unerwünschte Mineralstoffe ausgetauscht. Die zuvor geschilderten Vorteile und Nachteile der einzelnen Verfahren treffen natürlich auch auf die Kombination der Verfahren zu.

Umkehrosmose

Bei der »umgekehrten Osmose« wird das Leitungswasser im Umkehrosmose-Gerät durch den Leitungsdruck zum Teil durch eine halbdurchlässige (nur für Moleküle einer bestimmten Größe durchlässige) Membran mit mikroskopisch kleinen Poren gedrückt. Die größeren Moleküle, die vor der Membran »hängen bleiben«, sowie das restliche Wasser, das die Membran nicht passiert, fließen in die Spüle ab und kehren damit in den Wasserkreislauf zurück.
Die Haushaltsgeräte benötigen einen Leitungswasserdruck von zwei bis sechs bar, dies ist in fast allen Haushalten gegeben. Die Umkehrosmose entfernt fast alle gelösten und ungelösten anorganischen und organisch ge-

bundenen Stoffe aus dem Leitungswasser, allerdings nur die biochemisch-materiellen Stoffe. Die energetische und informationelle Qualität wird durch die Zerstörung der Cluster-Struktur während der Membranpassage beeinflusst.
Die folgende Tabelle zeigt beispielhaft die Eliminierungsraten der Geräte eines führenden Herstellers. Die Werte gelten nur für das durch die Umkehrosmose gereinigte Trinkwasser, nicht für das durchfließende Brackwasser.

Substanz	Prozent
Aluminium	98–99
Antimon	92–94
Arsen	88–96
Barium	96–98
Beryllium	98–99
Blei	96–98
Chloride	87–93
Chrom	96–98
Chromate	86–92
Eisen	95–98
Fluor	87–93
Hydrogenkarbonate	90–91
Kadmium	96–98
Kalzium	98–99
Kupfer	98–99
Magnesium	96–98
Natrium	87–93

Substanz	Prozent
Nickel	98–99
Nitrat	80–95
Phosphate	98–99
Selen	98–99
Silber	93–96
Strontium	96–98
Sulfat	98–99
Uran	94–95
Quecksilber	96–98
Zäsium	98–99
Pflanzenschutzmittel	97–99
Gesamthärte	98–99
gesamte gelöste Teile	90–96
Kolibakterien	ja
Viren	ja
organische Stoffe	ja
(THM) (TEE)	ja
Dioxine	100
radioaktive Stoffe	ja
Chlor	ja
Sediment	ja
schlechter Geschmack	ja

Die Umkehrosmose ist ein wissenschaftlich anerkanntes Verfahren und wird in der Medizin zum Beispiel bei der Harndialyse eingesetzt. Die Geräte arbeiten ohne Einsatz

von Chemie und im Allgemeinen ohne elektrische Energie. Erst neuere Geräte verwenden eine Pumpe zur Erhöhung der Leistungskapazität.
Da die Membran ständig von Wasser umspült wird, werden nahezu alle Schadstoffe und Salze weggespült; eine Verkeimung der Membran ist während des Filtrationsvorganges nicht möglich. Bei längerem Nichtgebrauch kann es jedoch zur Verkeimung kommen, daher sollte die Membran vor einer Wiederverwendung gereinigt werden.
Das Umkehrosmose-Wasser ist für Haushaltsgeräte sowie für den gewerblichen Einsatz ideal. Weil diese Geräte nicht mehr verkalken, kann auf umweltbelastende Reinigungsmittel verzichtet werden. Geschmacksverbesserung von Speisen und Getränken sind eine angenehme Zugabe.
Besonders hervorzuheben ist der gesundheitliche Aspekt des Umkehrosmose-Wassers. Auf Grund seiner Reinheit wirkt es entschlackend und stoffwechselfördernd. Zum Entzug der Mineralstoffe und Spurenelemente im Osmosewasser sagt das Bundesgesundheitsamt: »Trinkwasser ist nicht dazu da, den Mineralhaushalt zu regeln ... die weitaus größten Mengen sämtlicher vom Körper benötigten Mineralstoffe (werden) diesem bei ausgewogener Ernährung über die Nahrung zugeführt.«
Die Trinkwasseraufbereitung mit Umkehrosmose-Geräten hat einen ökologischen Nachteil. Für die Herstellung von einem Liter Trinkwasser werden bei guten Geräten je nach Leitungsdruck und Wassertemperatur etwa drei bis fünf Liter Wasser benötigt. Bei den weniger guten erheblich mehr. Da jedoch nur 3,5 Prozent des täglichen Pro-

Kopf-Verbrauchs an Wasser für Trinken und Kochen benötigt werden, fällt diese Menge nicht entscheidend ins Gewicht. Zudem kann das Restwasser als Brauchwasser wiederverwendet werden.
Um die Entfernung von Chlor und die Geschmacksverbesserung des Wassers zu maximieren, werden vielen Umkehrosmose-Geräten Aktivkohlefilter vor- und nachgeschaltet.
Umkehrosmose-Geräte gibt es in verschiedenen Größen mit Produktionsleistungen von 12 bis 40 Litern pro Tag für Ein- und Mehrpersonenhaushalte und für den gewerblichen und industriellen Bereich von 100 Litern bis über 1000 Kubikmeter pro Tag.
Da diese Technik fast sämtliche Inhaltsstoffe aus dem Wasser entfernt, ist ihre Leistungsfähigkeit wesentlich größer als die von Aktivkohlefiltern und Ionenaustauschern. Falls Sie sich für ein Umkehrosmose-Gerät entscheiden, sollten Sie darauf achten, dass der Lieferant einen kontinuierlichen Kundendienst garantiert, damit die rechtzeitige Auswechslung von Filter und Membran garantiert ist.

Dampfdestillation

Die Dampfdestillation wird seit Jahrzehnten zur Trinkwasserreinigung angewendet. Bei der Erhitzung bzw. Verdampfung teilen sich die Wassermoleküle in ihre Atome Wasserstoff und Sauerstoff – die Wasserstoffbrücken ihrer Cluster werden durch die Hitze »aufgebrochen«. Schadstoffe und Mineralien fallen aus und werden bis zu 99 Prozent aus dem Trinkwasser ausgeschieden. Sie verbleiben als Bodensatz im Destilliergerät – und dieser demonstriert manchmal recht eindrucksvoll, wie stark unser Wasser belastet ist. Der Dampf kondensiert durch Abkühlung und wird wieder zu Wasser.

Was das Entfernen der Inhaltsstoffe angeht, haben Umkehrosmose und Dampfdestillation etwa die gleiche Wirkung. Die Umkehrosmose funktioniert mechanisch durch Wasserdruck, die Dampfdestillation thermisch durch Energiezufuhr.

Die Dampfdestillation ist trotz ihrer hohen Reinigungswirkung immer wieder in Verruf gekommen, weil destilliertes Wasser angeblich lebensnotwendige Mineralien aus dem Körper entfernt. Destilliertes Wasser entfernt aber lediglich im Organismus abgelagerte anorganische Mineralien und andere Stoffe, was therapeutisch wünschenswert ist. Das destillierte Wasser nimmt anorganische Mineralien aus dem Gewebe auf und scheidet sie mit Hilfe von Blut und Lymphe über die Nieren aus dem Organismus aus. Dabei kann es auch in den Blut- und Lymphgefäßen abgelagerten Kalk entfernen. Im Organismus (zum Beispiel in Zellen) integrierte Mineralien werden vom destillierten Wasser nicht herausgelöst.

Auch der Vorwurf – der auch der Umkehrosmose gilt –, dass der Genuss destillierten Wassers auf Grund seines extrem geringen Mineralstoffgehaltes zu Mangelerscheinungen führe und der Genuss von Mineralwasser vorzuziehen sei, ist nicht stichhaltig. Abgesehen von den in diesem Buch diskutierten Problemen anorganischer Mineralien kann ein Mineraldefizit gut durch eine gesunde ausgewogene Ernährung verhindert werden, was ja ohnehin tägliches Ziel sein sollte.

Reines Trinkwasser, das bei der Dampfdestillation durch Verdampfungs- und anschließende Kondensationsprozesse aus Leitungswasser gewonnen wird, ist zwar chemisch rein, aber es ist energetisch schwach, noch mehr als bei der Umkehrosmose. Denn die meisten der Wasser-Cluster, in denen Energien und Informationen gespeichert sind, werden bei der Dampfdestillation aufgebrochen. Dies ist jedoch nicht nur als Nachteil zu werten, denn dadurch werden auch die im Wasser enthaltenen (zum Beispiel von Schadstoffen stammenden) abträglichen Energien und Informationen gelöscht. Dies ist bei der Umkehrosmose nur bedingt der Fall.

Dampfdestilliertes Wasser hat durch den hohen Reinheitsgrad ein hohes Entgiftungs- und Ausscheidungspotenzial. Man kann also dampfdestilliertes Wasser energetisch aufladen, um reines und energetisch wertvolles Wasser zu erhalten. Leider ist die Aktivierung bzw. Vitalisierung der zerstörten Wasser-Cluster nur bedingt möglich. Darüber hinaus ist der Geschmack des dampfdestillierten Wassers sehr gewöhnungsbedürftig. Dies hat dazu geführt, dass dieses im Prinzip sinnvolle Verfahren zunehmend durch die Umkehrosmose abgelöst wird.

Vitalisierung von Leitungswasser bzw. Trinkwasser

Wie am Anfang dieses Kapitels erläutert wurde, verliert Wasser, das unter (Leitungs-)Druck steht oder bewegungslos ist, Energie. Es wird zu »leblosem« Wasser. Befinden sich Schadstoffe im Wasser, übernimmt dieses die Frequenzen und Informationen dieser Schadstoffe, es wird zu »falsch informiertem« Wasser. Deswegen achten inzwischen immer mehr Verbraucher darauf, dass ihr Trinkwasser nicht nur chemisch rein, sondern auch biologisch vital und informationsarm ist.

»Lebloses« und »falsch informiertes« Wasser kann auf mehrere Arten vitalisiert bzw. neu informiert werden, zum Beispiel durch Sonnenbestrahlung, durch Bewegung, durch aufmodulierte Schwingungen oder durch Informationsübertragung.

Dies erscheint Menschen, die in der Medizin Erfahrungen mit diesem Prinzip gemacht haben, plausibel. Es ist jedoch schwierig, die spezifische Wirksamkeit dieser Verfahren im Wassersektor zu beweisen. Plausibilität ist kein Beweis. Der vielfach einzige »Beweis« ist die subjektive Erfahrung, die, häufig gemacht, zu einer Erfahrungsstruktur führt, die schließlich in gewisse Erfahrungswerte mündet. Im Allgemeinen sind diese Erfahrungswerte jedoch eher unspezifisch wie »fühle mich insgesamt wohler«, »das so vitalisierte Wasser schmeckt mir einfach besser«, »das so vitalisierte/energetisierte Wasser fühlt sich beim Duschen sanfter auf der Haut an«, »seither brauche ich weniger Waschmittel«, »das selbst gebackene Brot ist jetzt lockerer« usw.

Selbst bioenergetische Verfahren, die manchmal beim Test eine Messwertverbesserung des Patienten ergeben, sind kein objektiver Beweis für die Wirksamkeit vitalisierten Wassers. Besser steht es um die Testungen der Elektroluminiszenz (Leuchtanregung) des Professor Popp und Untersuchungen auf mikrobielle Lebewesen (siehe »Wasserbelebung nach Johann Grander«, Seiten 147 ff.). Es gibt bis heute keine wissenschaftlich anerkannten

Testverfahren, die die energetische und informationelle Wirksamkeit von Wasser beweisen. Insgesamt besteht hier also noch sehr viel Forschungsbedarf, bis man den unterschiedlichen Vitalisierungsverfahren spezifische Wirkungen auf den Konsumenten zuordnen kann.
Eine Vitalisierung bzw. Energetisierung von Trinkwasser ist nur nach einer vorhergehenden Reinigung sinnvoll, denn sie beseitigt nicht die Schadstoffe. Zudem werden die im Wasser enthaltenen Schadstoffschwingungen nicht gelöscht, auch wenn dies bei einigen Vitalisierungsverfahren behauptet wird.
Dies ist ein generelles Problem aller Vitalisierungsverfahren: Je mehr Schadstoffe das Wasser enthält, und je länger diese Schadstoffe im Wasser sind, desto geringer ist die Wirkung der Vitalisierung.
Es gibt mehrere Theorien zur Vitalisierung / Energetisierung von Wasser. Fünf der heute gebräuchlichsten sind:

1. **Vitalisierung/Energetisierung durch »Reifung«**
   Wasser »reift« natürlich, indem es bei seinem langsamen jahrzehntelangen, oft jahrhundertelangen, Durchfließen von Gestein Mineralien, Kohlensäure etc. des Gesteins aufnimmt, ebenso wie deren Energie und Information. Bei diesem langsamen Durchsickern des Gesteins kann es Schadstoffe verlieren, aber auch aufnehmen. Dieses Wasser bildet Grundwasser, das in Quellen und Brunnen zu Tage tritt.

2. **Vitalisierung/Energetisierung durch Bewegung**
   Bewegung verändert die Cluster-Struktur des Wassers. Dadurch kann es Energien/Informationen abgeben

und aufnehmen. Nach Viktor Schauberger und Wilfried Hacheney sowie anderen Wasserforschern kann Wasser durch Bewegung, z. B. rhythmische oder verwirbelnde Bewegung, Energien entwickeln, aufnehmen und speichern.

3. **Vitalisierung/Energetisierung durch Ionisierung**
   Hier werden dem Wasser belebende Sauerstoff-Ionen übertragen. Ob die Wirksamkeit der Sauerstoff-Ionen (angesichts des durch die Atmung aufgenommenen Sauerstoffs) überschätzt wird, werden weitere Untersuchungen zeigen müssen.

4. **Vitalisierung/Energetisierung durch Übertragung von Energie und Information**
   Hier werden die Frequenzen durch einen direkten Kontakt des Wassers mit einem Energieträger/Informationsträger auf das Wasser übertragen. Es gibt natürliche Trägermedien wie Edelsteine und künstliche Trägermedien wie Glas, Metall etc.

5. **Vitalisierung/Energetisierung durch Biophotonen**
   Biophotonen (Lichtquanten, die in biologischen Systemen wichtige Rollen übernehmen wie die Übertragung lebenswichtiger Prozesse in und zwischen Zellen) können dem Wasser aufgeprägt werden und können von dort aus steuernde Aufgaben im menschlichen Organismus übernehmen. Dieses Gebiet ist theoretisch gut erforscht, die praktische Anwendung verspricht erfolgreich zu werden.

Vitalisierung durch Ionisierung

Die Forschungsergebnisse des Psychologen Wilhelm Reich (1897–1957), Entdecker der Orgon-Energie als Lebenskraft des Menschen, weisen darauf hin, dass das Niveau der Lebensenergie wesentlich vom Sauerstoff abhängt. Die im Sauerstoff enthaltene Energie spielt die wichtigste Rolle bei der Regulierung des menschlichen Organismus. Ist diese Energie stark reduziert, dann gerät das System aus dem Gleichgewicht und wird für Krankheiten anfällig, so Reich.

Es liegt also nahe, Sauerstoff zur Energetisierung bzw. Vitalisierung von Wasser zu nutzen. Dies erfolgt in Form der Ionisierung von Wasser. Dadurch kann der Energiegehalt von Wasser verstärkt werden, so dass es auch therapeutisch eingesetzt werden kann.

Produkte mehrerer Hersteller arbeiten ganz gezielt mit der Übertragung von Sauerstoffinformation. Die feinenergetischen Sauerstoffschwingungen enthalten ein hohes Maß an Kohärenz, das heißt harmonischer Ordnung. Gerät Wasser mit dem sauerstoffaktivierten Trägermaterial (zum Beispiel hochreinem Quarzglas) in Kontakt, überträgt dieses die Sauerstoffschwingung, was gleichzeitig zur Aktivierung des Sauerstoffs im Wasser führen soll. Bei manchen Geräten wird neben der Übertragung der Sauerstoffinformation auch die Verwirbelung des Wassers eingesetzt, da verwirbeltes Wasser die Sauerstoffenergie offensichtlich leichter aufnehmen kann.

Durch die Einwirkung der Sauerstoffinformation werden möglicherweise auch die Schadstoffinformationen im

Wasser modifiziert. Wird belastetes Wasser nicht aktiviert, dann bleiben die Schadstoffschwingungen bestehen. Tritt aber die Sauerstoffschwingung hinzu, dann überdeckt diese möglicherweise die Schadstoffschwingungen und »neutralisiert« sie – der Organismus scheint primär auf positive Schwingungen zu reagieren. (Das gleiche Prinzip scheint auch den Grander-Geräten zu Grunde zu liegen.)
Die Anreicherung von Wasser mit Sauerstoff-Ionen zeigte sich als hervorragende Energiequelle für Zellen. Denn Sauerstoff-Ionen erhöhen den Energiegehalt der Zellen und verbessern somit den Zellstoffwechsel.
Das Wasser kann mit positiv oder mit negativ geladenen Ionen angereichert werden.

- »Linksdrehendes Wasser« ist immer mit positiven Ionen angereichert. Die Linksdrehung des polarisierten Lichtes wird oft von Schwermetallen oder anderen Schadstoffen bewirkt. Dadurch ist linksdrehendes Wasser für den Körper eher schädlich.
- »Rechtsdrehendes Wasser« ist immer mit negativen Ionen angereichert. Rechtsdrehende Wässer sind für den Körper besser; viele heilige Quellen wie Lourdes und Altötting beziehen ihre Heilkraft wohl von der Rechtsdrehung des polarisierten Lichtes.
- Für die Therapie kann das Wasser aber auch mit beiden Ionen-Arten gleichzeitig beladen werden, da sich der Organismus die in den zu behandelnden Körperregionen benötigten Ionen selbst herausholt (vielleicht auf Grund des Resonanzgesetzes).

Wichtig ist, mit welchem Wasser die Ionisation durchgeführt wird. Am besten eignen sich Umkehrosmose-Wasser und dampfdestilliertes Wasser, auch mineralarme Mineralwässer. Da sich Sauerstoff-Ionen im Wasser nicht auflösen, bleiben sie lange bestehen. Die Haltbarkeit der Ionisierung beträgt je nach Wasser etwa vier Wochen bis über ein Jahr. Es sollte jedoch nur stilles Wasser verwendet werden, da Kohlensäure den Ionen-Haushalt des Wassers zerstört. Wässer mit hohem Mineralgehalt sind für die Ionisierung nicht sonderlich gut geeignet, da sich die Ionen der Mineralien nach einigen Tagen mit den Sauerstoff-Ionen verbinden.

Vitalisierung durch Bewegung

Die Aktivierung der Energie bzw. Lebenskraft von Wasser durch seine Bewegung ist eine der natürlichsten Methoden. In seinen mäandrischen und spiraligen Bewegungen lädt sich das Wasser mit Bewegungsenergie auf. Diese kommt in ihrer Umwandlung in biologische Energie dem Leben im Wasser sowie auf dem Land zugute.

Diese Art der Energetisierung kann auch künstlich herbeigeführt werden. Auf die einfachste Weise geschieht es, wenn Wasser kaskadenförmig über einen natürlichen Untergrund geleitet wird (zum Beispiel über Steinbetten oder Kiesel) oder durch Verwirbelungen (zum Beispiel durch Erzeugung von Wasserstrudeln). Wasserwirbel sind notwendig für die Bildung von »lebendigem« Wasser. Verwirbelung löscht durch die Umstrukturierung des Wassers möglicherweise auch schädliche Frequenzen.

Dieses Prinzip nutzen die von John Wilkes entwickelten

Schwingschalen. In kaskadenförmig angeordneten Schwingschalen wird das durchströmende Wasser auf Grund der Form der Schalen zu einer lemniskatischen (achtförmigen) Bewegung gebracht. Mit ihr wird das Wasser regeneriert und aktiviert. Obwohl dabei auch eine Anreicherung des Wassers mit Sauerstoff erfolgt, scheint die belebende Wirkung auf den charakteristischen Achterrhythmen zu beruhen, die beim Durchströmen der Schwingschalen entstehen. Diese Schwingschalen können beispielsweise in Gärten und Parks aufgestellt werden oder die Abwasserregenerierung in der Landwirtschaft und in Gemeinden unterstützen.
Es wurden auch Geräte entwickelt, die die natürlichen Vorgänge mit unterschiedlichem Wirkungsgrad nachahmen. Die bekanntesten sind die Verwirbelung nach Viktor Schauberger und die Levitation nach Wilfried Hacheney – aber andere, weniger bekannte Verfahren können ähnliche Effekte erzielen.

Verwirbeltes Wasser nach Viktor Schauberger
»Jede natürliche Wasserbewegung, die zur Wirbelbildung führt, hebt das Energieniveau an, während die geradlinige Bewegung in Leitungsrohren und begradigten Flüssen und Bächen das Energieniveau senkt.« Diese Erkenntnis führte Viktor Schauberger (1885–1958) zu zahlreichen (von der offiziellen Wissenschaft unbeachteten oder bekämpften) Erfindungen, von denen sein Gerät zur Energetisierung von Wasser durch Verwirbelung die spektakulärste ist. Durch jahrelange Beobachtungen der Natur erkannte er, wie man Wasser bewegen muss, um ihm neue energetische Qualitäten zuzuführen: »Fließendes

Wasser besteht aus laminaren Schichten, die um einen zentralen Schaft, eine zentrale Säule herum angeordnet sind. Jede Schicht unterscheidet sich hinsichtlich Temperatur, Potenzial und Dichte. Obwohl diese Unterschiede sehr gering sein können, sind sie dennoch signifikant.« Die Verwirbelung nach Viktor Schauberger soll durch eine Umstrukturierung der Wasser-Cluster neue Strukturmuster aufbauen und vorhandene Schadstoffschwingungen auflösen. Die gezielte Mehrfachverwirbelung soll die Selbstreinigungskraft des Wassers fördern. Dennoch verbleiben die Schadstoffe selbst im Wasser. Gesundheitlich ideal erscheint die Kombination eines Umkehrosmose-Wassers mit einer Wasserverwirbelung nach Schauberger, zum Beispiel mit dem Martin-Wasserwirbler.

Levitiertes Wasser nach Wilfried Hacheney

»Levis« ist lateinisch und bedeutet »leicht«. Bei der Levitation nach Hacheney wird das Wasser in einem speziell geformten Zylinder mit Innentrichter durch einen im unteren Teil des Gerätes befindlichen Rotor mit hoher Geschwindigkeit gegen die Gravitation (natürliche Schwerkraft) angehoben und sinkt wieder nach unten. Während des Durchfließens in genau definierten Strömungsbahnen bilden sich Mikrowirbel, die das Wasser umstrukturieren, indem sie und ihre Bewegungsenergie in den Molekularbereich des Wassers eingelagert werden. Diese Verwirbelung schafft neue Energie. Nach Angaben des Entwicklers des Verfahrens, des Physikers Wilfried Hacheney, wird das Wasser während des Levitationsprozesses strukturell so verändert, »dass es aus seinem durch die Gravitation geprägten stabilen energetischen Gleichgewichtszustand in einen auf einem höheren Energieniveau liegenden metastabilen Gleichgewichtszustand angehoben wird«.

Wie schon erwähnt, ist der kolloidale Zustand des Wassers für den menschlichen Stoffwechsel und damit für das Leben absolut notwendig. Levitiertes Wasser kann kolloidale Zustände im Organismus erstaunlich stabilisieren oder sogar wiederherstellen. Dadurch fördert es die physiologischen Körperfunktionen.

Eine weitere wichtige Eigenschaft levitierten Wassers wird durch die »offene Struktur« des Wassers bewirkt, die bei der Levitierung hergestellt wird. Diese »offene Struktur« des Wassers – die Mikro-Cluster – entsteht durch die intensive Verwirbelung des Wassers, indem die Wasserstoffbrücken zwischen den einzelnen Wassermolekülen gelockert und Hohlräume zwischen den Molekülen geschaffen werden. Dadurch wird die Eindring- und Bindungsfähigkeit des Wassers erhöht, und es werden verschiedenartige Entgiftungs- und Ausscheidungsprozesse aktiviert. Diese von Wilfried Hacheney angegebenen Fähigkeiten des levitierten Wassers versprechen weit reichende therapeutische Wirkungen.

Das Levitationsgerät entfernt keine Schadstoffe aus dem Trinkwasser. Nach Hacheney werden aber durch die Umstrukturierung des Wassers im Levitationsgerät die schädigenden Schwingungen und Informationen der Inhaltsstoffe aufgehoben, solange die Levitationswirkung anhält. Die chemische Wirkung der Schadstoffe kann allerdings aufgehoben werden, wenn die Levitation mit der Umkehrosmose oder der Dampfdestillation entsprechend kombiniert wird.

Es werden Levitationsgeräte für den Haushalt und für Großverbraucher angeboten. Darüber hinaus gibt es einige Stellen, bei denen man levitiertes Wasser kaufen kann, zum Beispiel bei den Wasserläden (www.wasserladen.de).

Vitalisierung durch Übertragung von Energie

Sonnenlicht

Neben der Bewegung des Wassers ist die Speicherung der elektromagnetischen Wellen des Sonnenlichts eine der natürlichsten Arten der Vitalisierung des Trinkwassers. Diese Methode wurde bereits von Dr. Edward Bach bei der Herstellung seiner Bach-Blüten eingesetzt. Es gibt noch keine wissenschaftlichen Untersuchungen zur Vitalisierung von Wasser durch Sonnenlicht, aber die Naturbeobachtung lässt eine positive Wirkung von Sonnenlicht bei Wasser als wahrscheinlich erscheinen.

Edelsteine

Alle Materie gibt elektromagnetische Wellen ab. Dies ist natürlich auch bei Edelsteinen der Fall. Wie Edelsteinexperten wissen, haben alle Edelsteine ihr spezifisches Wellenmuster und ihre Heilwirkung. Sie können also Edelsteine mit einer allgemein positiven Wirkung oder Edelsteine mit spezifischen Heilwirkungen aussuchen und in Ihr Trinkwasser legen (die Edelsteine vorher reinigen und von Fremdschwingungen befreien!).
Bei Wasseranalysen im Institut für Biophotonen-Analysen in Kaiserslautern hat Prof. Dr. Fritz-Albert Popp positive Veränderungen eines mit Kristallen behandelten Lei-

tungswassers bestätigt. So konnte unter anderem eine Verringerung der Ladungsträger (Ionen) als auch der positive Einfluss auf den Ordnungszustand von sehr empfindlichen biologischen pflanzlichen Systemen nachgewiesen werden.
Das so behandelte Leitungswasser ist wieder ein nützliches Lebensmittel. Es verbessert das Aroma von Getränken, ist beim Baden und Duschen spürbar weicher auf der Haut, Kalkablagerungen im Boiler und Rohrleitungsnetz werden gelöst, Wasch- und Reinigungsmittel können deutlich reduziert werden.

Handauflegen und Segnen

Seit alters her ist bekannt, dass Handauflegen und Segnen Heilwirkungen hervorbringen kann, wenn auch überwiegend unspezifische. Wie Masaru Emoto mit seinen faszinierenden Wasserkristallbildern zeigte, können Gedanken und Worte die Struktur von Wasser verändern – sowohl zum Positiven als auch zum Negativen hin. Ebenso können Sie die Wasserstruktur durch Ihre Gedanken und Ihre Worte beeinflussen – hoffentlich zum Positiven hin.

Energetisierung nach Wolfgang Ludwig

Dr. rer. nat. Wolfgang Ludwig befasste sich viele Jahre mit den Energieflüssen im Menschen und den Einwirkungen der Umwelt auf die menschliche Regulation. Er ist einer der ersten Wissenschaftler, die auf den Einfluss der elektromagnetischen Schwingungen der Schadstoffe im Wasser und ihrer Informationen auf den menschlichen Organismus deutlich hingewiesen haben. Entsprechend diesen Erkenntnissen betont er die Notwendigkeit, diese Energien zu eliminieren. Das von ihm entwickelte Gerät »Medisend« wird in der Magnetfeldtherapie und in der Schmerztherapie verwendet, und auch zum Energetisieren von Wasser. Es löscht die schädlichen Schwingungen und moduliert dem Wasser neue positive Schwingungen auf.

Vitalisierung durch Übertragung von Information

Ein Sonderfall der Aktivierung von Wasser durch elektromagnetische Schwingungen ist die Modulation mit bestimmten therapeutisch wirksamen Frequenzen. Dem Trinkwasser werden elektromagnetische Schwingungen aufmoduliert, die durch Trinken des Wassers mit den charakteristischen Eigenfrequenzen der zu behandelnden Organe (Nieren, Darm, Gelenke) in Resonanz treten und damit die Störungen heilen sollen. Diese Therapie zeigt, dass Wasserfrequenzen direkte Auswirkungen auf Organe haben können, die für diese Frequenzen empfänglich sind, das heißt mit ihnen in Resonanz treten können.

Diese Methode wird seit über 200 Jahren in der Homöopathie angewandt, ebenso in der Bach-Blüten-Therapie (und bei den anderen Blüten-Therapien), ferner bei den Bioresonanz-Ampullen und auch bei der recht neuen Therapie der homöopathischen Kompositionen der Psychosomatischen Energetik. Und wenn die Schulmedizin das auch nicht gerne hört: Nach Dr. Batmanghelidj wirken viele Medikamente auch durch ihre Wasserkomponente.

Wasserbelebung nach Johann Grander
Der Österreicher Johann Grander (geb. 1930) geht davon aus. dass es auf diesem Planeten drei verschiedene Arten von Magnetismus gibt:

1. Den materiellen Magnetismus, wie er im Ferromagnetismus und im Erdmagnetismus auftritt
2. Den »seelischen« Magnetismus, wie er zum Beispiel das Verhalten von Wasserorganismen strukturiert
3. Den »geistigen« Magnetismus, wie ihn Gedanken und Lebensinformationen darstellen

Bei der »Wasserbelebung nach Johann Grander« sollen alle drei Magnetismen auf belastetes und energiearmes Leitungswasser übertragen werden, zum Beispiel in Form von Lichtfrequenzen. Trinkwasser wird durch diese Lichtschwingungen wieder belebt und energiereich gemacht, dem Leitungswasser werden die verloren gegangenen Energien wiedergegeben. Das Wasser soll wieder eine starke innere Spannkraft besitzen.
Diese Energien sollen dann durch die innerliche und äußerliche Anwendung des »belebten« Leitungswassers auf den Menschen übertragen werden. Johann Grander betont, dass mit seinen Naturenergien gesundheitsbelastende Informationen so verändert werden können, dass sie dem Organismus nicht mehr schaden.
Kernstück der Grander-Technologie ist das Informationswasser, das sich im Wasserbelebungs-Gerät in Kammern befindet. Dies soll dem vorbeifließenden Leitungswasser seine Informationen aufprägen. Es soll seine ursprüngliche Ordnung und Kraft wieder aufbauen, es

regenerieren und sein Selbstreinigungsvermögen stärken.

Diese energetische Aufladung des Wassers wurde von Dr. Horst Felsch, einem österreichischen unabhängigen amtlichen Prüfer, nachgewiesen. Dr. Felsch zeigte, dass sich sonst im Wasser gleichmäßig verteilte Mikroorganismen im »belebten« Wasser und speziell im Grander-Wasser symmetrisch anordneten, wie das zum Beispiel bei Eisenfeilspänen im Magnetfeld der Fall ist. Darüber hinaus konnte eine Verkeimung von Aktivkohlefiltern oder Umkehrosmose-Membranen durch belebtes Grander-Wasser verhindert werden.

Grander-Wasser schmecke frischer und weicher, es fühle sich beim Duschen und Baden besser an, seine erhöhte Lösungskraft wirke sich beim Wäschewaschen positiv auf den Waschmittelverbrauch aus. Das belebte Wasser führe zu einer Entschlackung des Bindegewebes, fördere die Verdauung, rege die Stoffwechselprozesse an. So lauten die Urteile einiger Anwender der Grander-Wasserbelebungsgeräte.

Die Grander-Wasserbelebungsgeräte arbeiten ohne Energiezufuhr und sind unbegrenzt einsatzfähig. Sie reinigen das Leitungswasser aber nicht von Schadstoffen. Deshalb ist bei schadstoffbelastetem Leitungswasser eine Kombination mit Umkehrosmose oder Dampfdestillation sinnvoll.

Kombination von Reinigung und Aktivierung

Wie den Ausführungen zu entnehmen ist, sind die meisten Geräte für die Lösung eines spezifischen Problems konstruiert, zum Beispiel zur Reinigung eines noch schadstoffbelasteten Leitungswassers oder zur Vitalisierung eines energetisch schwachen Leitungswassers. Häufig treten aber beide Probleme gemeinsam auf, und hierfür bieten einzelne Hersteller Kombinationsgeräte an.

Das Aqua-vitalis-System

Bei dem Aqua-vitalis-System sind die unterschiedlichsten Funktionen in einem Gerät kombiniert.

- Die Reinigung des Leitungswassers von Schadstoffen mit einem Reinigungsgrad bis 98 Prozent je nach Substanz erfolgt mit einem Umkehrosmose-Gerät.
- Die Rechtspolarisierung des Trinkwassers zur besseren Bioverfügbarkeit des Wassers im Körpergewebe erfolgt durch einen spiralförmig gewundenen Ringmagneten.
- Die Aktivierung bzw. Vitalisierung des Trinkwassers wird durch ein optisches Lichtprisma bewirkt.
- Die Betriebssicherheit des Umkehrosmose-Gerätes wird durch einen mechanischen Durchflussbegrenzer garantiert.

Das Aqua-vitalis-System reinigt das Wasser von schädlichen Substanzen und befreit es von schädlichen Schwingungen, zum Beispiel Schwermetallschwingungen, elektromagnetischen Wechselstromschwingungen und geopathischen Störstrahlungen. Es prägt dem Trinkwasser gesundheitsförderliche Schwingungen auf, zum Beispiel Schwingungen von Bergkristall, Licht oder Ozon. Da es die Entgiftungsfunktionen des Körpers steigert, kann es helfen, gesund zu bleiben bzw. nach einer Erkrankung wieder gesund zu werden.

Weitere Infos zu den einzelnen Verfahren und Geräten
Wer sich für einzelne Produkte und ihre Hersteller interessiert, findet eine gute Zusammenstellung im Buch »Wasser vom Reinsten« von Dr. Barbara Hendel.
Außerdem gibt es im Internet zahlreiche Seiten und Shops zu den einzelnen Methoden und Geräten, die durch die Eingabe der entsprechenden Begriffe in einer Suchmaschine leicht zu finden sind.
Unter www.wasserladen.de sind die Adressen der Wasserläden in Deutschland und der Schweiz zu finden.

Weitere Einflüsse auf das Wasser

In diesem Buch habe ich schon diverse Faktoren aufgeführt, die die Wasserqualität beeinflussen können, zum Beispiel elektromagnetische Störfelder, Schwermetalle, Temperaturen. Darüber hinaus spielt das Gefäß, in dem Wasser aufbewahrt wird, eine Rolle.

- Wasser sollte in einem geschmacksneutralen Gefäß aufbewahrt werden. Ideal ist ein Steingutkrug.
- Informiertes Wasser sollte in Gefäßen aufbewahrt werden, die weitgehend lichtundurchlässig sind, wie vio-

letten Flaschen. Bei transparenten Gläsern kann das Wasser leichter Fremdschwingungen aufnehmen.

- Wasser sollte in einem Gefäß aufbewahrt werden, das keine oder wenig Ionen an das Wasser abgibt, z.B. Glasgefäße. Aluminium- und Kunststoffgefäße sind nicht günstig.
- Wasser sollte möglichst von Fremdschwingungen ferngehalten werden, so von elektromagnetischen Feldern.

Trinkwasserqualität in Ihrem Haus

Ein weiteres Problem für die Qualität Ihres Trinkwassers liegt darin, dass die Wasser- bzw. Stadtwerke nur bis zum Hausanschluss (Wasserzähler) für die Wasserqualität verantwortlich sind. Im Haus selbst ist der Hauseigentümer zuständig. Das kann bedeuten, dass bei Blei- oder Kupfer-Wasserleitungen im Haus das Trinkwasser trotz eingehaltener Grenzwerte mit Blei- oder Kupferpartikeln belastet ist, ohne dass dem Verbraucher dies bewusst ist. Und es bedeutet, dass sich Bakterien, deren Anzahl im Trinkwasser *vor* dem Hausanschluss unter der Nachweisgrenze liegt, *im Haus* vermehren können, so dass Ihr Trinkwasser dann eine über den Grenzwerten liegende Bakteriezahl enthält.

Die Gefahr der unkontrollierten Bakterienvermehrung betrifft allerdings eher die Wasserversorgung in größeren Wohneinheiten, zum Beispiel in Wohnanlagen, Hotels, Seniorenheimen, Krankenhäusern. Hier wird Trinkwasser häufig in Wassertanks vorrätig gehalten, und bei höheren

Wassertemperaturen können sich Bakterien explosionsartig vermehren. Die Bakterien können auch einen idealen Nährboden in einer an den Wasserleitungswänden angelagerten Schmutzschicht (»Biofilm«) finden.
Zum Beispiel sind im Trinkwasser, das die Wasserwerke anliefern, Legionellen in so geringen Mengen enthalten, dass das Wasser nach den gesetzlichen Vorschriften als keimfrei gilt. In einem Warmwasserspeicher können sie sich jedoch sehr schnell vermehren und in der Folge gesundheitliche Schäden beim Menschen verursachen. Das Trinken des kontaminierten Wassers hat zwar keine negativen Auswirkungen, weil die Keime im Salzsäuremilieu des Magens abgetötet werden. Aber wenn das Wasser zum Beispiel in Duschen, Whirlpools oder Klimaanlagen versprüht wird, können die Bakterien eingeatmet werden und zu schwerwiegenden Lungenentzündungen führen.
Bei der Beurteilung des Trinkwassers ist es daher wichtig, nicht nur auf die Einhaltung der Grenzwerte durch die Wasserwerke zu achten, sondern auch weitere Möglichkeiten der Verunreinigung im Umfeld des Verbrauchers zu berücksichtigen. Falls Sie Ihr Trinkwasser überprüfen lassen wollen, wenden Sie sich mit einer Leitungswasserprobe an Ihre Stadtwerke bzw. das Gesundheitsamt.
Was kann man gegen gesundheitsgefährdende bakterielle Belastungen des Trinkwassers tun? In kleineren privaten Haushalten ist das wie gesagt meistens kein Problem, wohl aber in größeren Versorgungseinheiten. Hier wird das Wasser dann häufig mit einer Chlorierung desinfiziert. Bei manchen Bakterien, unter anderem den gefürchteten Legionellen, muss der Chlorgehalt für die Abtötung der Bakterien jedoch so hoch sein, dass das Was-

ser dann aus diesem Grunde gesundheitsschädlich sein kann. Deswegen sollte nach Alternativen gesucht werden.
Eine Möglichkeit, Mikroorganismen (Viren, Bakterien, Pilze) abzutöten und eine Rückverkeimung auszuschließen, bietet ein spezielles Verfahren der Firma Aktiwa (»**akti**viertes **Wa**sser«) in Füllinsdorf/Schweiz. Hierbei werden durch speziell beschichtete Reaktoren aus nativen und zugesetzten Wasserinhaltsstoffen wässrige Lösungen hergestellt. Diese Lösungen enthalten stark wirkende Oxydanzien in geringer Konzentration. Ihre hohe desinfizierende Wirkung wird durch eine synergistische physikalische Wirkungspotenzierung der unterschiedlichen oxidativen biochemischen Substanzen erzielt. Aus meiner Sicht kann auch eine energetische Wirkung der Substanzen eine Rolle spielen.
Diese Lösung wirkt nachweislich abtötend auf Viren, Bakterien und Pilze. Resistenzbildungen sind ausgeschlossen. Die Lösung ist physiologisch verträglich, die Inhaltsstoffe bauen sich nach der Desinfektion des Wassers biologisch ab und sind absolut harmlos.
Das breite Wirkspektrum und die Problemlosigkeit bei der Entsorgung eröffnen viele Einsatzmöglichkeiten wie zum Beispiel bei der Desinfektion von Trinkwasser, in Luftbefeuchtungsanlagen, bei Brauchwasseraufbereitung, in der Landwirtschaft und Lebensmittelverarbeitung, im Grunde überall dort, wo herkömmliche Desinfektionsmittel aus Umwelt- oder gesundheitlichen Gründen problematisch sind.

Teil 2
Wasser und Gesundheit

Der Mensch – ein Wasserwesen

»Das Geheimnis des Lebens liegt im Wasser,
im Ordnung bewahrenden Wasser.«

KARL TRINCHER

Ihr Körper besteht überwiegend aus Wasser

In der Natur ist alle Materie von Wasser durchdrungen. Ebenso ist der menschliche Körper von Wasser durchtränkt wie ein Schwamm – von der kleinsten Zelle, die überwiegend aus Wasser besteht und in ein Milieu aus Wasser eingebettet ist, bis zum Gesamtorganismus: Der Mensch ist ein »Wasserwesen«. Der menschliche Körper besteht zu etwa 70 Prozent aus Wasser – das sind bei einem 65 Kilo schweren Erwachsenen etwa 45 Liter. Diese Wassermenge ist natürlich nicht bei jedem gleich, sie hängt von Alter und Geschlecht ab und variiert zwischen 55 und 80 Prozent. Ein Embryo besteht zu über 85 Prozent aus Wasser, ein Säugling zu 75 bis 80 Prozent. Je älter man wird, umso mehr geht der Anteil des Wassers am Körpergewicht zurück. Bei einem Vierzigjährigen beträgt er etwa 60 bis 70 Prozent, im hohen Alter nur noch

50 bis 55 Prozent. Der Wasserverlust zeigt sich deutlich an der Haut: Sie verliert ihre Spannung besonders an Händen und Hals und wird faltig.
Im Alter ist die Koordination des Thalamus herabgesetzt, dadurch verringert sich das Durstgefühl. Wird jedoch zu wenig Flüssigkeit aufgenommen, können die Zellfunktionen wegen des Wassermangels so weit zurückgehen, dass »Austrocknung« droht. Sinkt der Wassergehalt der Zelle, der normalerweise bei etwa 70 bis 80 Prozent liegt, unter 50 Prozent, dann erlahmen die Lebensprozesse vieler Organe, und das oft unwiderruflich. Bei zu geringem Wasserkonsum werden auch die Giftstoffe nicht mehr ausgeschieden, außerdem steigen im Alter häufig Blutdruck und Blutzucker, und es kommt zu einer Ablagerung von Cholesterin in den Gefäßen, deren Elastizität dann abnimmt. Besonders alte Menschen müssen daher auf eine reichliche und gute Wasseraufnahme achten, durch den Verzehr von Obst und Gemüse und natürlich das Trinken von Wasser.
Bei einem erwachsenen Mann ist der Wassergehalt höher (etwa 70 Prozent) als bei der erwachsenen Frau (etwa 60 Prozent). Denn der weibliche Körper hat einen höheren Fettgehalt, und Fettgewebe enthält 10 bis 15 Prozent weniger Wasser.
Im Laufe eines Lebens trinkt ein Mensch etwa 35 000 Liter Wasser. Dies ist notwendig, um seine biologischen Funktionen und die Organstruktur aufrechtzuerhalten.
Bei der Allgegenwärtigkeit des Wassers im Organismus haben natürlich alle Organsysteme etwas mit Wasser zu tun, sie sind alle Teile des »Wasserwesens«. Das geht von den Organsystemen, die ganz offensichtlich mit dem

Wasser verbunden sind, wie das Herz-Kreislauf-System oder das Urogenitalsystem, über das Magen-Darm-System und das Atemsystem bis zu den Organsystemen, deren Abhängigkeit vom Wasser nicht ganz so offensichtlich ist, wie Nervensystem oder Sinnesorgane. Innerhalb dieser Organsysteme benötigt jedes Organ das Wasser für seine spezifischen Funktionen. Aber auch jedes Gewebe, das wiederum seine spezifischen Funktionen hat, hängt vom Wasser ab oder ist Transitstrecke für Wasser. Und innerhalb der Gewebe ist natürlich jede einzelne Zelle vom Wasser abhängig.

Die Verteilung des Wassers im menschlichen Körper ist recht unterschiedlich. Die wasserreichste Körperflüssigkeit ist die Gehirn-Rückenmarks-Flüssigkeit mit 99 Prozent, dann folgen die Muttermilch mit einem Wassergehalt von 87 Prozent und das Blutplasma mit 83 Prozent Wasseranteil. Die Zahlen zu den anderen Geweben und Organen sollen nur kurz aufgelistet werden: Nieren 83 Prozent, Herz 79 Prozent, Lungen 79 Prozent, Milz 76 Prozent, Muskeln 76 Prozent, Gehirn 75 Prozent, Darm 75 Prozent, fettfreies Gewebe 73 Prozent, Haut 72 Prozent, Rückenmark 70 Prozent, Leber 68 Prozent, Knorpelgewebe 55 Prozent, Fettgewebe 30 bis 10 Prozent, Knochen 22 Prozent, Zähne 10 Prozent.

Schon diese Zahlen machen deutlich, welche immense Bedeutung reines, schadstofffreies Wasser für Ihr Leben hat. Übrigens sind 99 Prozent aller Stoffwechselvorgänge in Ihrem Körper an Wasser gebunden, denn Wasser ist der beste natürliche Informationsträger. Das ist sein großes Geheimnis, und deshalb wäre physisches Leben ohne Wasser nicht möglich.

Zellen und das Gebiet außerhalb der Zellen sind zwei verschiedene Bereiche, die durch die Zellwände voneinander getrennt sind. Gleichzeitig sind sie durch einen Fluss von Körperwasser und Nahrungspartikeln sowie Schlackenstoffen durch die Zellwände hindurch miteinander verbunden.
So werden mit der Hilfe von Körperwasser bestimmte Ionen (Elektrolyte) in die Zellen hinein- und andere hinausgeschleust, um ein Gleichgewicht zu erhalten und ausreichend Ionen zur Verfügung zu stellen, damit alle Zellelemente funktionieren. Ein ausgeglichener Elektrolythaushalt ist eine Voraussetzung für ein gesundes Leben und hängt unmittelbar mit einem ausgeglichenen Wasserhaushalt zusammen.
Man kann die beiden Bereiche auch unterteilen in die intrazellulären Flüssigkeitsräume, also das Zellwasser, und die extrazellulären Flüssigkeitsräume, also das Gewebswasser.

Das Körperwasser innerhalb der Zellen

Biologen, Biochemiker, Biophysiker und Mediziner haben bei ihren umfangreichen Untersuchungen der Zellen und ihrer Funktionen einen Stoff ignoriert, der etwa 80 Prozent ihres Inhalts ausmacht: das Zellwasser. In allen Lehrbüchern sind Zellstrukturen und Zellfunktionen äußerst detailliert beschrieben, aber das Zellwasser wird nicht oder nur nebenbei erwähnt.

Dabei ist das Zellwasser ein essenzieller Träger des Lebens. Es ermöglicht die chemischen Prozesse, durch welche die Fortpflanzung durch Zellreproduktionen stattfinden kann und durch die beim Stoffwechsel Bausteine des Körpers – wie die Eiweiße – aufgebaut und wieder zerlegt werden. Es ermöglicht die physikalischen Prozesse, mit denen die Betriebsstoffe des Körpers – die Enzyme – ihre zahlreichen Funktionen erfüllen. Es ermöglicht alle Steuerungsprozesse vom Wasser- und Elektrolythaushalt bis hin zur Temperaturregelung. Das Zellwasser nimmt je nach Aufgabe und Temperatur unterschiedliche Zustandsformen (Aggregatzustände) an: Es kann flüssig oder kristallin oder kolloidal sein. Und je nach Aufgabe ändert es ständig seine Cluster-Struktur. Eine gigantische Steuerungsaufgabe!

Nur wenige Wissenschaftler haben bisher über das intrazelluläre Wasser nachgedacht, deshalb ist es ein großes Geheimnis für Gelehrte und Laien geblieben. Zu den wenigen, die sich mit diesem Kernthema des Lebens befasst haben, gehört der österreichisch-russische Biophysiker Prof. Dr. Karl Trincher. Er stellte fest, dass das Körperwasser in den Zellen eine andere Struktur hat als das Körperwasser außerhalb der Zellen. Nach seinen Untersuchungen ist das intrazelluläre Wasser bei einer Körpertemperatur von 37,5 °C zu 50 Prozent in flüssigem Zustand und zu 50 Prozent im quasi-kristallinischen Zustand, während das Körperwasser außerhalb der Zellen in einem ganz flüssigen Zustand ist.

Professor Trincher schreibt die verschiedenen Funktionen der Zellen den unterschiedlichen Zuständen des intrazellulären Wassers zu. Wegen dieser Anpassungsfähigkeit an unterschiedliche Erfordernisse und wegen seiner Flexibilität nennt er das intrazelluläre Wasser auch das »lebende«, das »Biowasser«. Dieses existiere nur innerhalb der Zellen, nicht außerhalb. Durch seine spezifische zweiphasige Struktur erfüllt das intrazelluläre Wasser zwei fundamentale Aufgaben, so Professor Trincher:

- Die flüssige Phase ermöglicht die Dynamik der Zellprozesse.
- Die quasi-kristallinische Phase bewirkt die Zellordnung.

Seiner Ansicht nach sind nicht die biologischen Makromoleküle die eigentlichen Träger des Lebens, sondern das intrazelluläre Wasser.
Weil die geordnete Struktur des intrazellulären Wassers durch bestimmte äußere Störfaktoren zusammenbrechen kann, ist der Erhalt der intrazellulären Ordnung eine der Hauptaufgaben des Organismus. Kann er diese Aufgabe nicht mehr erfüllen, erfolgt eine Phasenverschiebung. Der Phasenübergang des »lebenden« intrazellulären Wassers in den Zustand des nicht lebenden extrazellulären Wassers kann dann zum Zelltod führen. Mit diesem Phasenübergang geht nach Trincher ein Strukturverlust einher, der nicht mehr rückgängig zu machen ist. Damit spielt er auf das ungelöste Problem der Krebserkrankung an. Er geht davon aus, dass die Zerstörung der intrazellulären Wasserstruktur eine Ursache für die Entstehung von Krebs ist. (Elektromagnetische Felder, die nach Aussagen namhafter Ärzte an der Entstehung von Krebs beteiligt sind, können zur Chaotisierung von Zellwasser führen.)

Umgekehrt erhält extrazelluläres Wasser, das mit dem Ionen-Strom in den Zellraum eintritt, in einem Phasenwechsel eine ordnende Struktur. Es wird so zu »lebendem Wasser«.

Schaltzentrale des Lebens

Die Zelle und ihr Zellwasser sind eine Schaltzentrale des Lebens: Alle das Leben erhaltenden Prozesse wie die Zellteilung und der Stoffwechsel finden im wässrigen Milieu der Zelle statt. Hierbei hat das Wasser eine zentrale Aufgabe: Es verarbeitet Informationen. Außerdem werden alle Nährstoffe mit dem Wasser in die Zelle transportiert, und alle Schlacken werden mit dem Wasser aus der Zelle heraustransportiert.

Das Älterwerden eines Organismus hängt ebenfalls mit dem Intrazellularwasser zusammen: Mit dem Älterwerden verlieren die Zellen an Wasser, ihre Struktur und somit die Funktionen, sie werden weniger flüssig, kristallinischer, weniger mobil. Das Gehirn allerdings macht eine Ausnahme: Sein Wassergehalt nimmt mit dem Älterwerden zu. So zeigt die Erfahrung, dass ein aktiver und kreativer Mensch nicht »hirnmüde« wird. Denn das Gehirn wird durch Beanspruchung in seiner Leistungsfähigkeit trainiert und höheren Ansprüchen angepasst.

Doch sosehr wir ein Loblied auf die unendlich wichtige Funktion des Wassers in den Zellen singen können: Das Wasser in den Extrazellularräumen – speziell im Bindegewebe – ist nicht weniger wichtig.

Das Körperwasser außerhalb der Zellen

Die ersten Zellen sind wohl im Meer entstanden. Das spezifische Milieu, das diese Zellen damals hatten, hat sich bis in unseren Körper hinein erhalten: Die extrazelluläre Flüssigkeit des Menschen bietet seinen Körperzellen tatsächlich ein ähnliches Milieu, wie es die Einzeller im Urmeer vorfanden. Deshalb verwendet man in der Notfallmedizin bei hohem Flüssigkeitsverlust statt Bluttransfusionen isotonische Kochsalzlösungen, also Lösungen, die etwa die gleiche Zusammensetzung wie Meerwasser haben. Trotzdem ist das Trinken von Meerwasser dem Menschen nicht bekömmlich, weil es den Elektrolythaushalt durcheinanderbringt. Denn zu viele Mineralien im Extrazellularraum ziehen das Wasser aus den Zellen.
Zwischen dem Wasser innerhalb der Zellen und außerhalb der Zellen muss ein ausgewogener osmotischer Druck gewahrt bleiben, damit der Organismus gesund bleiben kann.

Das Wasser im Gefäßsystem

Das Gefäßsystem umfasst die Räume in den Arterien, den Venen und den Lymphgefäßen. Entzieht man dem Blut die festen Bestandteile, die roten und die weißen Blutkörperchen und die Thrombozyten, dann beträgt das Blutplasma beim Mann 54 Prozent, bei der Frau 59 Prozent des Blutvolumens. Dieses Blutplasma wiederum setzt sich zu 85 Prozent aus Wasser und 15 Prozent aus anderen Bestandteilen zusammen. In den Gefäßen erfüllt das Wasser Transportaufgaben.

Das Wasser im Bindegewebe

Der österreichische Mediziner Prof. Dr. Alfred Pischinger hat das Bindegewebe intensiv erforscht, er nennt es das »System der Grundregulation«. Das Bindegewebe ist das älteste Regulationssystem des menschlichen Organismus. Seine anatomische Basis ist die wasserreiche Substanz zwischen den Zellen (Zwischenzellsubstanz, weiches Bindegewebe). Diese Substanz vermittelt jeden Flüssigkeits- und Stoffaustausch zwischen dem Blut- und Lymphkreislauf, dem Hormonsystem und dem vegetativen Nervensystem auf der einen Seite und den Organzellen auf der anderen Seite. Nirgends im Körper gibt es einen unmittelbaren Kontakt zwischen den Blutkapillaren sowie den Nervenfasern und den Organzellen. Jeder Reiz und jeder Stoffwechselvorgang muss durch die extrazelluläre Gewebsflüssigkeit, also durch das Gewebswasser im Bindegewebe, gehen. Jeder Tropfen Wasser, Blut und Lymphe, der im Körper zirkuliert, wird durch das Bindegewebe gefiltert. Sämtliche Nahrung wird nach ihrer Verdauung im Darm auf dem Weg zu den Zellen durch das Bindegewebe gefiltert. Alle Schlackenstoffe der Zellen, die den Körper verlassen sollen, müssen durch das Bindegewebe hindurch. Signale können nur auf die Zellen übertragen werden, wenn sie durch das Bindegewebe gehen.

Nach Professor Pischinger kann die fundamentale Wirkung des Körperwassers nur durch eine genaue Kenntnis des Bindegewebes richtig erfasst werden. Das »System der Grundregulation« ist die Basis vieler körpereigener Prozesse. Es reguliert die grundsätzlichen Funktionen des

Organismus, wie Wasser- und Elektrolythaushalt, Säure-Basen-Gleichgewicht und Temperaturhaushalt.
Das Wasser im Bindegewebe hat eine ähnliche Konsistenz wie das Meerwasser. Salziges Wasser leitet durch seinen hohen Gehalt an Salz-Ionen elektrische Ströme besser als normales Wasser oder gar destilliertes Wasser. Die Natur hat es also weise eingerichtet, dass die Körperflüssigkeiten ein gut leitendes Medium sind. Denn damit hat sie die Voraussetzung geschaffen, dass elektrische Steuerungsimpulse gut weitergeleitet werden. So können die Milliarden von Körperzellen schnell miteinander kommunizieren und Informationen austauschen.
Dies ist eine plausible Erklärung der Steuerungs- und Regulationsvorgänge im Körper. Dennoch lässt sie etwas zu wünschen übrig: Damit die vielen Milliarden intrazellulären und extrazellulären Steuerungsimpulse ihr Ziel rechtzeitig erreichen können, müssen sie mindestens Lichtgeschwindigkeit haben. Dazu sind nervale und hormonelle Impulse aber viel zu langsam. Die Lösung scheint darin zu liegen, dass diese Botschaften von den erwähnten Biophotonen oder noch schnelleren Informationsträgern blitzschnell weitergeleitet werden. Das nimmt man heute an, und zukünftige Forschungen werden erbringen, ob das so ist.
Dies schmälert die kommunikative Wirkung der Ionen, der Nervensysteme und der Hormone jedoch in keiner Weise. Hier gilt nicht entweder/oder, sondern sowohl/als auch. Jedes Kommunikationssystem hat seinen Wirkungsbereich, aber beide hängen vom Körperwasser ab.
Das Bindegewebe ist eine Transitstrecke. So wie nieder-

ländische Lastkraftwagen durch Deutschland fahren, um ihre Waren nach Italien zu bringen, so werden Nervenimpulse von den Nervenenden durch das Bindegewebe an die Zellen gebracht, was wiederum von der Leitfähigkeit des Bindegewebswassers abhängt. Wasser, Sauerstoff und Nährstoffe gelangen von den arteriellen Kapillaren durch das Bindegewebe zu den Zellen; Schlackenstoffe und Kohlenmonoxyd von den Zellen durch das Bindegewebe in die venösen Kapillaren. Alles wird durch das Bindegewebswasser transportiert.

Angesichts dieser Aufgaben sollte es absolut einsichtig sein, dass das Bindegewebe sauber, schlackenfrei und funktionsfähig gehalten werden muss! Denn alle Stoffe, die der Organismus nicht verwenden kann und die nicht mit der Lymphe abtransportiert und durch die Nieren ausgeschieden werden, lagern sich im Bindegewebe ab, und sie »verstopfen« die Transitstrecke zu den Zellen. Das ist ganz wörtlich zu nehmen, denn die im Bindegewebe liegen gebliebenen Schlacken behindern den Transport von Sauerstoff und Nährstoffen zu den Zellen und schwächen die Zellfunktionen und damit das Leben.

Aber sie stören auch das energetische Gleichgewicht des Organismus. Denn diese Schlacken – Eiweißbruchstücke, abgetötete Bakterien, anorganische Mineralien usw. – besitzen wie alle Materie ihre eigenen Schwingungen, die dann als Störschwingungen wiederum die Zellfunktionen beeinflussen. Nicht umsonst sprechen naturheilkundige Therapeuten immer davon, dass der Organismus zuerst entschlackt und entgiftet werden muss, bevor durchgreifende Heilerfolge zu erzielen sind.

Reines, vitales Trinkwasser ist die beste Voraussetzung, dass der Organismus das Wasser erhält, das er für ein optimales Funktionieren des Grundsystems braucht.

Die vielen Aufgaben des Körperwassers

»Die modernen Mediziner verstehen nicht,
in welchem Maße Wasser für die Funktionen
des menschlichen Körpers lebensnotwendig ist.«
FEREYDOON BATMANGHELIDJ

Alle körperlichen und geistigen Prozesse werden durch das Wasser ermöglicht, deshalb ist eine ausreichende Versorgung mit reinem, vitalem Wasser für den Körper unverzichtbar. Nur durch das Körperwasser können Hormone, Enzyme, Mineralstoffe, Vitamine, Eiweiße, Fette, Kohlenhydrate, Nährstoffe, Sauerstoff, Kohlenmonoxyd und Schlackenstoffe an ihre Bestimmungsorte gelangen. Und für einen geordneten Ablauf körperlicher und geistiger Prozesse ist eine geordnete Wasserstruktur mit den entsprechenden im Wasser gespeicherten Informationen notwendig – das Wasser muss also auch die richtige Qualität haben.

Um diese Aufgaben optimal zu erfüllen, muss der Organismus ein perfektes Wassermanagement haben, das die richtige Menge Wasser an den richtigen Ort transportiert. Bei Wassermangel besteht eine Versorgungshierarchie, bei der die wichtigsten Organe, z.B. das Gehirn, vorrangig mit Wasser versorgt werden. Wenn die Mangelversorgung (Dehydration) chronisch wird, werden die weniger wichtigen wasserabhängigen Körperfunktionen eingestellt. Dabei funktioniert der Körper nach denselben ökologischen Prinzipien wie die Natur in ihrer vernetzten Ganzheit.

Die Aufgaben des Wassers im Körper sind so vielfältig, dass man es den kleinen unscheinbaren Molekülen kaum zutraut, sie alle erfüllen zu können. Ich führe hier die wichtigsten Funktionen auf und werde nachfolgend einige davon ausführlicher besprechen.

Wasser ist:

- ein Lösungsmittel für wasserlösliche Substanzen
- ein Transportmittel für Substanzen
- ein Reaktionsmittel bei chemischen Prozessen
- ein mechanischer und biochemischer Puffer
- ein Füllstoff
- ein Abführmittel
- ein Bindemittel
- ein Heilmittel
- ein Energieträger (Wasser ist ein hochsensitiver Speicher für elektromagnetische Felder)
- ein Informationsträger (Wasser lässt alle Teile des Organismus miteinander kommunizieren)

Wasser wirkt mit:

- bei der nervalen und hormonellen Regulierung des Wasserhaushalts
- bei der Versorgung aller Zellen und Gewebe mit Wasser in der richtigen Quantität
- bei der Versorgung des Organismus mit Nährstoffen und Sauerstoff
- bei der Entsorgung des Organismus von Schlackenstoffen und Kohlendioxyd
- bei der Regulierung des osmotischen Drucks der Flüssigkeitsräume

- bei der Regulierung des Energiehaushalts
- bei der Kommunikation aller Zellen untereinander
- bei der Regulierung des Elektrolythaushalts
- bei der Regulierung des Säure-Basen-Haushalts
- bei der Regulierung des Stoffwechsels
- bei der Regulierung der Körpertemperatur

Regulationsmechanismen des Körpers

Eine Funktion ist allen anderen übergeordnet: Das Wasser ist Träger der Regulation aller Vorgänge im Körper. Diese Reaktion bzw. Regulation erfolgt auf Impulse »von innen« und »von außen«. »Impulse von innen« bedeutet: Impulse der Innenwelt (zum Beispiel Emotionen). »Impulse von außen« bedeutet: Impulse der Außenwelt (zum Beispiel äußere Störreize wie elektromagnetische Felder oder gezielte therapeutische Reize wie Kneipp'sche Kniegüsse). Die durch sie ausgelöste Selbstregulation erfolgt nach einem von einer »höheren Ebene« aus gesteuerten Programm.

In beiden Fällen ist der Organismus das Wirkungsfeld dieser immateriellen Steuerungsimpulse, für die das intrazelluläre und extrazelluläre Körperwasser den Träger und die Transitstrecke darstellt. Die Impulse laufen über sehr unterschiedliche Wege, die hier stichwortartig aufgelistet werden. Damit möchte ich zeigen, auf wie vielen unterschiedlichen Wegen die Informationsübertragung im Organismus über das Wasser laufen kann:

- Nervensystem
- Hormonsystem

- Blutsystem
- Lymphsystem
- Grundsystem
- energetische Zentren (Chakren)
- Akupunkturmeridiane
- Photonen (Emissionen der Zellen)
- stofflich-chemische Reaktionen

Mit seinen Regulationsmechanismen versucht der Organismus, krankhafte Folgeerscheinungen von Störreizen oder Unter- und Überfunktionen von Organen auszugleichen und sie in ihr physiologisches Gleichgewicht zurückzubringen. Die Regulation ist somit ein zentraler Überlebensmechanismus.
Doch nun kommen wir zu der Erläuterung einiger spezieller Funktionen, die das Wasser im Körper erfüllt.

Wasser als Lösungsmittel

Alle Nahrungsmittel, die wir aufnehmen, können von den Zellen des Körpers nur dann verwertet werden, wenn sie entweder vollständig in Wasser gelöst sind oder – was einer Lösung sehr nahekommt – vollständig emulgiert sind (beispielsweise Fette und fettlösliche Vitamine). Hierzu löst das Wasser durch seine elektrischen Eigenschaften die Nahrungsmittel in Ionen auf und schleust diese in die Zellen hinein, wo sie in den kleinen Kraftwerken der Zellen, den Mitochondrien, in Energie umgesetzt werden.
Auch die Energien und ordnenden Informationen stehen dem Organismus erst dann zur Verfügung, wenn die Nah-

rungsmittel in ihre Elektrolyte aufgeschlossen, das heißt aufgelöst, sind.

Wasser als Transportmittel

Wasser ist ein ideales Transportmedium auch im menschlichen Körper. Sauerstoff und Nahrungsmittelpartikel werden mit dem Wasser im Blut und im Bindegewebe zu den Zellen transportiert. Stoffwechselschlacken und Kohlendioxyd werden zur Entschlackung und Entgiftung des Körpers mit dem Wasser in Lymphe und Blut zu den Ausscheidungsorganen Nieren, Lunge und Haut transportiert. Mit Urin, Atemluft und Schweiß verlassen sie den Körper.

Auch die für den Sauerstofftransport lebensnotwendigen roten Blutkörperchen (Erythrozyten) werden vom Körperwasser transportiert. Enthält das Blut zu wenig Wasser, kleben die roten Blutkörperchen aneinander und können die feinen Haargefäße (die arteriellen Kapillaren) verstopfen und zu Thromben führen. Die Globuline (Immuneiweiße) der körpereigenen Abwehr gelangen ebenfalls durch das Wasser des Blutes und der Lymphe an ihr Ziel.

Täglich fließen 6000 Liter Blut durch den Körper, davon 1500 bis 1800 Liter durch die Nieren. Der Herz-Blut-Kreislauf mit seinen arteriellen und venösen Bahnen und das Lymphsystem sind also ein gigantisches, effektives Transportsystem.

Die Regulierung des Wasserhaushalts

Der menschliche Körper besteht zu 55 bis 75 Prozent seines Körpergewichts aus Wasser. Der Wassergehalt der einzelnen Zellen, Gewebe und Organe ist – wie bereits beschrieben – recht unterschiedlich. Dennoch haben Zellen, Gewebe und Organe eins gemeinsam: Um optimal funktionieren zu können, sind die Toleranzgrenzen für Schwankungen im Wasserhaushalt sehr eng gesetzt. Der Wasserhaushalt des Organismus muss möglichst konstant gehalten werden (Wasserbilanz), dies ist eine lebensnotwendige Voraussetzung für das optimale Funktionieren aller Körperzellen. An der Wasserbilanzierung ist als Steuerungszentrale primär das Gehirn (der Hypothalamus) beteiligt und als ausführende Organe Darm, Nieren, Lunge. Die »Werkzeuge« des zur Bilanzierung notwendigen Wassertransports sind Diffusion, Osmose, Filtration und aktiver Transport. Diffusion, Osmose und Filtration sind passive Flüssigkeits-Transportprozesse.

Diffusion: Atome und Moleküle sind in wässrigen Lösungen frei beweglich. Sie breiten sich so lange von Orten hoher Konzentration zu Orten geringer Konzentration aus, bis ein Konzentrationsausgleich erreicht ist.

Osmose und osmotischer Druck: Befindet sich zwischen zwei unterschiedlich konzentrierten Lösungen eine halbdurchlässige Membran, die zwar das Lösungsmittel, nicht aber die gelösten Stoffe hindurchlässt, so spricht man von Osmose. Das Wasser diffundiert so lange durch die Membran zum Ort der höheren Konzentration, bis ein

Konzentrationsausgleich erreicht ist. Auch die Zellmembranen sind semipermeable Membranen, sie sind für Proteine und Ionen weniger durchlässig. Befinden sich außerhalb der Zellen mehr Ionen und Proteine als für einen ausgeglichenen Wasserhaushalt richtig sind, wie zum Beispiel beim Genuss sehr salzhaltigen Wassers wie Meerwasser, dann geben die Zellen Wasser an die extrazelluläre Umgebung ab und schrumpfen. Befinden sich in der Zelle mehr Ionen und Proteine, dann nehmen die Zellen Wasser auf und quellen. Ein ausgeglichener Elektrolyt- und Wasserhaushalt ist also äußerst wichtig. Die körpereigenen Regulationsmechanismen sind bestrebt, den osmotischen Druck in der extrazellulären Flüssigkeit möglichst konstant zu halten. Sind aber die Regulationsmechanismen gestört oder blockiert, dann treten Ungleichgewichte und ihre Folgen auf.

Filtration: Auf Grund einer hydrostatischen Druckdifferenz werden kleinste in Wasser gelöste Teilchen durch Zellmembranen mit entsprechender Porengröße gepresst.

Aktiver Transport: Der aktive Transport unterscheidet sich von dem beschriebenen passiven dadurch, dass er Energie verbraucht. Der Transport von Stoffen durch die Zellmembran erfolgt mit Hilfe eines Energie verbrauchenden Transportsystems. Die körpereigene Energiequelle Adenosintriphosphat (ATP) ist hier der Motor.

Die Regulation des Wasserhaushaltes muss also in erster Linie dafür sorgen, dass dem Körper für seine Aufgaben und Funktionen genügend Wasser zur Verfügung steht

und dass dieses Wasser in der richtigen Menge am richtigen Ort ist. Die Regulation erfolgt durch hormonelle, nervale sowie materielle, energetische und informationelle Rückkopplungsprozesse. Das sind Prozesse, die den Organismus durch selbstständige Korrekturen auf sein vorgegebenes Ziel hin steuern – also zum Beispiel richtige Zellwasservolumina. So steuert die Hypophyse durch Ausschüttung des antidiuretischen Hormons (= ADH) die Wasserrückhaltung in den Nieren, und die Zellen sorgen durch ihre intrazellulären Mineralien über einen ausreichenden osmotischen Druck für genügend Zellwasser.
Ein Ziel dieser Regulationen ist eine ausgeglichene Bilanz zwischen Wasseraufnahme und Wasserverlusten. Beim Erwachsenen besteht zwischen Wasseraufnahme und Wasserverlust im Allgemeinen ein dynamisches Gleichgewicht (Fließgleichgewicht), das heißt der ideale Richtwert kann in begrenztem Rahmen kurzfristig unter- oder überschritten werden, ohne dass der Körper einen bleibenden Schaden erleidet. Dieser Richtwert für den idealen täglichen Wasserumsatz beträgt für den Mitteleuropäer 2,4 Liter.
Durch den Urin gibt der Organismus täglich etwa 1400 Milliliter Wasser ab, durch den Stuhl etwa 100 Milliliter, und durch die Atmung (durch Haut und Lunge) etwa 900 Milliliter. Insgesamt werden täglich durchschnittlich etwa 2,4 Liter ausgeschieden. Dieser Wasserverlust muss durch Wasseraufnahmen gleicher Menge ausgeglichen werden: indem man etwa 1200 Milliliter Wasser trinkt, mit fester Nahrung etwa 900 Milliliter Wasser zu sich nimmt, und durch etwa 300 Milliliter Oxydationswasser, das sich beim Stoffwechsel bildet.

Die Nieren sind in diesem Prozess nicht nur Filter, die Wasser und harnpflichtige Substanzen aus dem Körper ausscheiden. Sie sind vielmehr äußerst komplizierte Organe, die mit nervalen und hormonalen Steuerungsmechanismen über das chemische Gleichgewicht des Körpers wachen.

Eine vermehrte Abgabe von Körperflüssigkeit ist stets durch eine vermehrte Aufnahme von Wasser auszugleichen. Normalerweise wird das durch einen Regelungsmechanismus des Hypothalamus erzwungen: durch den Durst. Wird der Wasserverlust nicht ausgeglichen, treten bald Befindlichkeits- und Funktionsstörungen auf.

Störungen des Wasserhaushalts, die durch Fehlverhalten des Menschen oder durch Funktionsstörungen der Regelungsmechanismen hervorgerufen werden, können verschiedene Körperfunktionen beeinträchtigen und sogar zum Tode führen. Aber auch starker oder langfristiger Wasserverlust anderer Ursache kann zu einem gefährlichen Wasserdefizit (Dehydration) führen: z.B. chronisches Erbrechen oder chronischer Durchfall, starke Blutverluste und starkes Schwitzen, großflächige Brandverletzungen, Zuckererkrankungen (Diabetes mellitus), chronische Nierenerkrankungen.

Als Folge von Dehydration können Herz-Kreislauf-Symptome auftreten, wie beschleunigter Herzschlag und Blutdruckabfall, Unruhe oder auch Apathie, Bewusstseinsstörungen, Delirium, Koma, im Spätstadium Schock. Beim Verlust von mehr als 40 Prozent Körperflüssigkeit tritt der Tod ein.

Übermäßige Wasserzufuhr und Krankheiten mit generalisierter Ödembildung, wie Herzerkrankungen, bestimmte Leber- und Nierenerkrankungen, und Infusionen großer Mengen isotonischer Lösungen, sind die Verursacher der entgegengesetzten Störung: der Hyperhydration. Wenn nicht genug Wasser ausgeschieden wird und die Wasserbilanz nicht ausgeglichen ist, kann es zu einer Wasservergiftung kommen, die zu Ödembildungen, akuter Herzinsuffizienz, akuten Atembeschwerden, Übelkeit, Erbrechen, Kopfschmerzen, Apathie, Hirnschwellung und im Extremfall zur Bewusstlosigkeit führen kann.

Die Folgen von Wasserdefizit oder Wasserüberschuss sind davon abhängig, ob die Störungen des Wasserhaushaltes sich auf den extrazellulären Raum, also das Bindegewebe und die Gefäße, beschränken, oder ob sie den Intrazellularraum mit einbeziehen.

Ein weiteres den Wasserhaushalt regulierendes System ist das Renin-Angiotensin-System. Auf Grund von Wassermangel und Histaminproduktion kommt es zur Renin-Angiotensin-Ausschüttung. Diese bewirkt ein Durstgefühl – es folgt (hoffentlich) eine erhöhte Wasseraufnahme. Die Hauptaufgabe des Renin-Angiotensin-Systems ist die Aktivierung der Nieren (daher der Name Renin-Angiotensin). Die Nieren gewinnen dann erhöht Wasser zurück. Das führt zu einer Konzentration des Urins, erkennbar an der intensiveren Farbe.

Renin und Angiotensin sind auch an der Verengung der Blutgefäße beteiligt. Sie gelten als wichtige Faktoren bei der Entstehung von Bluthochdruck. Hier haben wir also eine weitere indirekte Folge von Wassermangel: Bluthochdruck.

Kaffee, Tee, Alkohol und industriell hergestellte Getränke enthalten Substanzen, die dem Körper Wasser entziehen.

Dieses Wasser sollte durch zusätzlichen Wasserkonsum ausgeglichen werden – der Brauch in österreichischen Kaffeehäusern, zum Kaffee ein Glas Wasser zu reichen, ist also durchaus sinnvoll. Dies sollte Schule machen, und zwar beim Genuss von Kaffee, Tee und Alkohol.
Die bei einem gestörten Wasserhaushalt auftretenden Funktionsstörungen werden leider meistens nicht als solche erkannt, sondern als Krankheit gedeutet und entsprechend behandelt – nur nicht mit dem, was eigentlich nötig wäre: Wasser. Versäumt man dies, können sich die durch Wassermangel (oder auch durch ungesundes Wasser) verursachten Symptome verstärken – bis hin zu degenerativen Entwicklungen wie beispielsweise Arthrosen.
Der Wasserhaushalt ist eng mit dem auf Seite 162 beschriebenen Ordnungszustand der lebenden Zelle verbunden. So kann man beispielsweise den höheren Wassergehalt von Krebszellen in Kernspinresonanz-Spektroskopien erkennen und dadurch Krebsgewebe von normalem Gewebe unterscheiden. Zusätzlich zu dem höheren Wassergehalt weist eine Krebszelle einen verminderten Ordnungszustand des Zellwassers auf.

Der Elektrolythaushalt

Der menschliche Organismus besteht jenseits des leeren Raumes in den Atomen zu 96 Prozent aus den Elementen Sauerstoff (63 Prozent), Kohlenstoff (20 Prozent), Wasserstoff (10 Prozent), Stickstoff (3 Prozent); die restlichen 4 Prozent stellen die für den Mineralhaushalt wichtigen

Mengenelemente wie Chlorid, Eisen, Kalium, Kalzium, Mangan, Natrium, Phosphor, Schwefel sowie einige Spurenelemente dar. Diese Mineralien zerfallen in der Körperflüssigkeit zum Teil in ihre Bausteine, das heißt, sie werden in ihre Ionen dissoziiert (aufgelöst). Die Ionen werden auf Grund ihrer elektrischen Leitfähigkeit auch Elektrolyte genannt. Zu den Kationen gehören beispielweise Kalzium, Kalium, Magnesium, Natrium, zu den Anionen Chlorid, Fluorid und Phosphat.

Wenn Sie Salz in Wasser lösen, verändern Sie dadurch sowohl die Struktur des Salzes (das Salzgitter) als auch die Struktur des Wassers, weil es um die Salz-Ionen herum eine neue Cluster-Struktur aufbaut. Damit verändern Sie zugleich die elektromagnetischen Felder des Wassers, also seinen Energiegehalt und seinen Informationsgehalt. Da sich die Wassermoleküle durch die Aufnahme des Salzes vergrößern, ist jetzt die Aufnahme des Wassers in die Zellen durch die halbdurchlässige Membran der Zelle erschwert. Die Salz-Wasser-Moleküle bleiben vor den Zellen im Bindegewebe liegen und entziehen unter Umständen den Zellen Wasser – stören also die Zellfunktionen.

In den Zellen werden die Ionen (Elektrolyte) natürlich auch von Wasser umgeben, sozusagen von Wasser »eingekapselt«. Die moderne Wasserforschung nimmt an, dass diese spezifischen Wasser-Cluster um die Ionen herum die eigentlichen Informationszentren für die Zelle darstellen. Man nimmt an, dass die im Ion enthaltene Information, zum Beispiel »Ich bin ein Natrium-Ion«, die über das Wasser-Cluster an die Zelle übertragen wird, von der Zelle erkannt wird. Der Informationsfluss erfolgt dann nicht vom Ion direkt auf die Zelle, sondern über die das Ion umgebende Wasserhülle. Das Ion sendet sein elektromagnetisches Feld über das ihn umgebende Wasser an die Zelle.

Wasser- und Elektrolythaushalt als Einheit

Salz ist also ein Steuerungselement des Wasserhaushalts. Ändern Sie die aufgenommene Salzmenge, dann verändern Sie den Wasserhaushalt. Salz und Wasser stehen in einem konstanten Verhältnis zueinander. Nehmen Sie mehr Salz (oder Meersalz) auf, wird es mehr Wasser binden müssen.

Interessanterweise ist das wässrige Milieu, in das die Gewebe und Organe eingebettet sind, nicht ein Milieu reinen Wassers, sondern ein Milieu von salzigem Wasser. Deswegen sollten wir dem Körper nicht nur reines Wasser zuführen, sondern auch die übrigen Mineralien eines urzeitlichen Meerwasser-Milieus berücksichtigen.

Die Wasser- und Salzausscheidung wird primär von den Nieren kontrolliert. Der Organismus nimmt pro Tag 8 bis 15 Gramm Kochsalz (Natriumchlorid) auf. Die Nieren behalten davon 99 Prozent im Körper zurück, weniger als 1 Prozent wird ausgeschieden. Diese generelle Regulation zeigt, dass man nicht zu viel Salz zu sich nehmen sollte. Bei höherer Salzaufnahme erhöht die Niere die Natriumausscheidung, um den Natriumgehalt und damit das extrazelluläre Wasser- und Salzvolumen des Körpers konstant zu halten. Eine zu hohe Salzaufnahme überfordert jedoch die Ausscheidungskapazität der Nieren, dies kann zu einem erheblichen Ungleichgewicht im Wasser-Salz-

Haushalt führen. Der Körper hat bis zu einem gewissen Grad die Möglichkeit, einen unausgeglichenen Wasser-Salz-Haushalt zu regeln.

Salzmangel: Wenn mit dem Urin zu viel Natriumchlorid ausgeschieden wird, oder wenn bei normalem Wasserbestand im Körper zu wenig Natriumchlorid aufgenommen wird, erhöht sich die Wasserausscheidung. Dies führt zu einer Verminderung des extrazellulären Volumens (Gewichtsabnahme) und des Blutplasmas (der Blutdruck sinkt, und das Blut wird »dick«). Eine hormonelle Gegenregulation durch Aldosteron hält Kochsalz und damit Wasser in den Nieren zurück, der durch den Hypothalamus angeregte Durst führt zu erhöhter Wasseraufnahme, das extrazelluläre Volumen normalisiert sich.

Salzüberschuss: Zu viel Salz im Körper führt zu Durst und verminderter Wasserausscheidung in den Nieren. Das extrazelluläre Volumen erhöht sich. Durch hormonelle Gegenregulation wird vermehrt Natriumchlorid und in der Folge Wasser ausgeschieden. Das Volumen des extrazellulären Raumes normalisiert sich wieder.

Der Säure-Basen-Haushalt

Die Nieren sind auch an der Regulation des Säure-Basen-Haushalts beteiligt, daher ist dieser eng mit dem Wasser- und Elektrolyt-Haushalt verknüpft. Eine Nierenfunktionsstörung kann zu einer verminderten Wasserausscheidung führen, und diese zu einer Blut- und Gewebs-

übersäuerung mit gesenktem pH-Wert von Blut und Gewebe.
Der pH-Wert des Blutes muss jedoch in engen Grenzen konstant gehalten werden. Hierbei spielen Säurepuffer eine wichtige Rolle, wovon Körperwasser ein zentraler Bestandteil ist. Auch die Lungen (Abatmung von Kohlendioxyd), Nieren (Ausscheidung von Säuren) sowie die Leber (Entgiftung von Tcxinen) sind für die Säurepufferung notwendig. Die exakte Regulation des Säure-Basen-Haushaltes hat zum primären Ziel, den Säuren-Basen-Haushalt konstant zu halten.
Der optimale pH-Wert des Blutplasmas liegt bei 7,4. Das Blut weist also eine schwach alkalische Reaktion auf. Die Struktur der Zellbestandteile sowie aller am zellulären Stoffwechselprozess beteiligten Enzyme hängen von der konstanten Einhaltung des pH-Wertes ab. Abweichungen können Störungen im Stoffwechsel hervorrufen.
Da im Allgemeinen die Säurebildung die Basenaufnahme übersteigt, müssen die überschüssigen H+-Ionen durch die Nieren ausgeschieden werden. Geschieht das nicht im erforderlichen Umfang, wird das Säure-Basen-Gleichgewicht durch Ausgleichsmechanismen wieder in den Normalbereich zurückgeführt. Sie können zu einer positiven Säure-Basen-Bilanz beitragen, in dem Sie relativ stressfrei leben und in Ihrer Ernährung Basen bildende Lebensmittel bevorzugen. Hierzu gibt es einschlägige Tabellen, auch das Trinkwasser gehört dazu, es verhält sich (je nach Inhaltsstoffen) relativ neutral: Stille Wässer sind pH-neutral, Kohlensäure macht das Wasser sauer.
Ernährung, psychischer und körperlicher Stress und Wassermangel sind entscheidend für den Säure-Basen-Haus-

halt. Ein gesunder Mensch befindet sich in einem leicht basischen Zustand, wobei die unterschiedlichen Gewebe und Organe unterschiedliche pH-Werte aufweisen. So hat das Blut einen Normwert von 7,35 bis 7,45 (im Mittel 7,4), das noch nicht mit Säuren belastete gesunde Bindegewebe hat einen pH-Wert von 7,08 bis 7,29, während der Magen mit ca. 1,8 bis 4 stark sauer reagiert und die Magensäure im Zwölffingerdarm (Duodenum) abgepuffert werden muss. Die pH-Werte des Urins eines gesunden Menschen variieren im Laufe des Tages zwischen 6,2 und 7,8. Sie können den pH-Wert Ihres Urins mit einem Teststreifen prüfen, der in den Urin gehalten wird. Die Teststreifen erhalten Sie in der Apotheke.

Der Zellstoffwechsel

Die Zellstoffwechselprozesse aller lebendigen Organismen basieren auf kolloidalen Lösungen. Diese sind eine Voraussetzung für das Funktionieren des intrazellulären Stoffwechsels; dieser wiederum ist abhängig von der Qualität des Trinkwassers.

Ein Wasser, das den kolloidalen Zustand der Körperflüssigkeiten stabilisieren soll, muss von wirklich guter Qualität sein. Nur dann ist es ein Heilmittel. Ein solches Wasser kann nicht nur nach den darin vorhandenen oder nicht vorhandenen gelösten Stoffen beurteilt werden, sondern es muss auch den physikalischen Anforderungen, wie Leitfähigkeit, und den »vitalen« Anforderungen gerecht werden: Es muss »lebendig« sein.

Belastetes Wasser wird folglich zu Störungen der kolloi-

dalen Systeme des Blutes oder gar zu ihrem Zerfall führen. Dies macht krank, und damit kann solches Wasser wohl als »Unheilmittel« bezeichnet werden.
Man kann also einen Zusammenhang zwischen der Qualität des Trinkwassers, dem kolloidalen Zustand der Körperflüssigkeiten und dem Gesundheitszustand des Konsumenten herstellen.

Krank durch Wasser

»Ohne Wasser ist kein Heil.«
JOHANN WOLFGANG VON GOETHE

Wenn wir die gesundheitsschädigenden und gesundheitsfördernden Wirkungen von Wasser auf den menschlichen Organismus analysieren wollen, müssen wir dessen Wirkungen sowohl auf die einzelnen Zellen als auch auf den Gesamtorganismus beachten. Jede einzelne Zelle hat und regelt ihren eigenen Wasserhaushalt, und der Gesamtorganismus hat und regelt seinen Gesamtwasserhaushalt durch das System der Grundregulation (das Bindegewebe), speziell des extrazellulären Raumes.

Der Wasserhaushalt kann durch ein Überangebot an Wasser im Organismus gestört sein, aber auch – und zwar häufiger – durch einen Wassermangel.

Wenn Zellen und Organismus zu viel Wasser haben

Wenn zu viel Wasser oder Salz aufgenommen wird, kann der Wasser- und Elektrolythaushalt gestört werden, und es gerät zu viel Wasser in die Zellen und in den extrazellulären Raum. In der Folge quellen Zellen und der extrazelluläre Raum auf. Der gleiche Effekt kann bei einer Nierenfunktionsstörung auftreten. Es können sich Schwellungen unter den Augen oder an Händen und

Beinen bilden, der Körper kann aufschwemmen und eine Fettleibigkeit vortäuschen. Wenn die Wasser- oder Salzaufnahme gedrosselt oder die Nierenfunktionsstörung beseitigt wird, verschwinden diese Symptome wieder. Ähnliches passiert bei manchen Diäten, wenn der Körper zunächst schnell Wasser verliert und einen Diäterfolg vortäuscht.

Wenn Zellen und Organismus zu wenig Wasser haben

Sind die Wasseraufnahme oder die Salzaufnahme zu gering, dann können die Zellen schrumpfen und absterben, oder der Körper kann abmagern und vorzeitig altern. Der zelluläre Wasser- und Elektrolythaushalt und der Wasser- und Elektrolythaushalt des Bindegewebes können versagen, das Leben gerät in Gefahr.

Sinkt der Wassergehalt des Gesamtorganismus 10 Prozent unter sein Soll, dann sind eine Vielzahl lebensnotwendiger Funktionen gestört, es entstehen chronische Erkrankungen. Ein langfristiger Wassermangel stellt für den menschlichen Organismus ein ganz zentrales Problem dar, und es kann sich daraus eine Vielzahl von unterschiedlichen Funktionsstörungen und Erkrankungen ergeben. Der biochemische Zustand des Organismus verändert sich, aus funktionellen Störungen entstehen organische Schäden. Dies hat Dr. med. Fereydoon Batmanghelidj in seinen Büchern anschaulich dargestellt.

Wenn man genau analysiert, welche Erkrankungen durch Wassermangel entstehen können, ergibt sich eine beeindruckende Liste:

- Allergien
- Arthrosen
- Asthma
- Autoimmunkrankheiten
- Bluthochdruck
- Bulimie
- Depressionen
- Fibromyalgieschmerzen
- Energieschwäche
- Gelenkschmerzen
- Genetische Defekte durch intrazelluläre Übersäuerung
- Hauterschlaffung, trockene und rissige Haut
- Herzinfarkt
- Herz-Kreislauf-Erkrankungen
- Herzschmerzen (im Ruhezustand und beim Laufen)
- intrazelluläre Übersäuerung
- Juveniler Diabetes (Diabetes Typ I)
- Kolitisschmerzen (Kolitis = Dickdarmentzündung)
- Konzentrationsstörungen
- Kopfschmerzen
- Kreuzschmerzen
- Magengeschwüre
- Magenkrebs
- Magenschleimhautentzündung (Gastritis)
- Magenschleimhautirritationen
- Magenschmerzen
- Migräne
- Morbus Alzheimer
- Morbus Bechterew
- morgendliches Erbrechen in der Schwangerschaft
- Müdigkeit, chronische

- Muskeldystrophie
- Muskelschmerzen
- brüchige Nägel
- Ohrenschmerzen, nicht infektiöse
- rheumatoide Arthritis
- rheumatoide Gelenkschmerzen
- Sodbrennen
- Thrombosen
- Übersäuerung des Bindegewebes
- Verdauungsbeschwerden (Dyspepsie)
- Verstopfung (Obstipation)
- Virusinfekte
- Wirbelsäulenschmerzen
- Zwölffingerdarmentzündung (Duodenitis)

Für die aufgeführten Erkrankungen gibt eine Vielzahl von Ursachen, sie nur auf Wassermangel zurückzuführen, wäre sicherlich falsch. Er spielt jedoch eine mehr oder weniger große Rolle.
Ein chronischer Wassermangel stellt eine grundsätzliche bioenergetische Regulationsblockade dar. Deshalb muss ein ganzheitlich behandelnder Therapeut automatisch bei jeder Erkrankung an einen chronischen Wassermangel bzw. an eine Disharmonie des Wasserhaushaltes denken. Erst wenn diese einfache potenzielle Ursache ausgeschlossen ist, kann er sich anderen möglichen Ursachen und Auslösern zuwenden.

Wenn Zellen und Organismus das falsche Wasser haben

Um einem Wassermangel vorzubeugen, sollten Sie also viel trinken. Damit ist aber nur reines, vitales Wasser gemeint! Tee oder Kaffee, gesüßte Fruchtsäfte, Limonaden und Alkohol entziehen dem Körper Wasser, um die in diesen Getränken enthaltenen Stoffe auszuleiten. Sie dehydrieren (entwässern) den Körper, was zur Säuerung des Organismus führt. Biologisch bedeutet das eine elektrische Anregung des Sympathikus. Wenn Sie reines, vitales Wasser trinken, »wässern« Sie den Organismus, beim gängigen Wasser alkalisieren Sie ihn leicht. Dies führt bei größeren Mengen zu einer elektrischen Anregung des Parasympathikus. So kommt es, dass eine (dehydrierende) Tasse Kaffee einen Parasympathikotoniker (jemanden, der eher ruhig ist) anregt, während sie einen Sympathikotoniker (jemanden, der eher schnell aufgeregt und nervös ist) aufregt. Trinken Sie also bei den oben genannten Getränken immer gleichzeitig die gleiche Menge reinen Wassers, um einer Dehydrierung vorzubeugen.

Die Bioelektronische Wasseranalyse nach Professor Louis Claude Vincent

Jede Erkrankung benötigt zu ihrer Entstehung bestimmte Voraussetzungen. Das sind zum einen die Störfaktoren, die die körpereigenen Selbstheilungskräfte – die körpereigenen Regulationssysteme – überlasten und aus dem Gleichgewicht bringen. Zu ihnen zählen Mikroorganismen, elektromagnetische Störfelder und Schwermetallbelastungen. Zum anderen gibt es ein bestimmtes die Erkrankung begünstigendes biologisches Terrain. Darunter versteht man eine bestimmte körperliche »Verfassung« (Disposition) und einen geeigneten Nährboden (Milieu). Zu ihnen zählen ein »verschlacktes« Bindegewebe (siehe »Das Wasser im Bindegewebe«, Seiten 165 ff.), ein geschwächtes Immunsystem und eine geringe Regulationskapazität.

Ein gesunder Mensch, der ein gut funktionierendes Grundregulationssystem mit einer guten Abwehrlage hat und der kaum von Störfaktoren belastet wird, wird kaum krank werden. Aber in diese positive Situation können sich mit der Zeit immer mehr belastende Faktoren einschleichen und damit die Regulationsfähigkeit und die Vitalität reduzieren. Einer dieser langfristigen Faktoren ist ungesundes Wasser.

Der französische Hydrologe Professor Louis Claude Vincent war einer der ersten Forscher, die sich wissenschaftlich mit der *Qualität* des Wassers befasst haben. Er hat eindeutig nachweisen können, dass Gesundheit und Sterblichkeit der Bevölkerung sehr stark von der Wasserqualität beeinflusst werden können. Verunreinigtes oder stark gechlortes sterilisiertes Wasser bilden nach seinen Untersuchungen das Terrain für Krebs, Thrombose, Herzinfarkt, Viruserkrankungen usw. Für die Festlegung der Trinkwasserqualität legte er drei Kriterien fest: den pH-Wert, den rH2-Wert und den r-Wert.

Der pH-Wert – Säuregrad

Der pH-Wert bezeichnet den Säuregrad des Wassers, also die Menge der in ihm vorhandenen Wasserstoff-H^+-Ionen

(= Anzahl von Protonen) pro Liter. Der pH-Wert von mineralarmem Wasser resultiert dabei nach Vincent eher aus der Art der Mineralstoffe bzw. ihrer Ionen als aus ihrer Menge. Der ideale Trinkwasser-pH-Wert liegt nach Professor Vincent zwischen 6,5 und 6,8. (Der Förderverein Wasser und Salz erweiterte den idealen pH-Wert des Trinkwassers auf 6,5 bis 7,5. Der Grund dafür ist die zunehmende Übersäuerung der Bevölkerung. Ein Trinkwasser im alkalischen Bereich könne zur Balancierung des sauren Milieus beitragen.) Eine Analyse der Wasserwerte mehrerer Wasserwerke ergab, dass die pH-Werte der meisten analysierten Trinkwässser im alkalischen Bereich liegen. Nach Vincent wäre das gesundheitlich abträglich. Übrigens zeigten Messwerte, dass Wasser durch Erwärmung sauer wird. Der pH-Wert sinkt von 7,11 bei 18 Grad Celsius auf 6,8 bei 37 Grad Celsius.

Der rH2-Wert – chemische Reaktionsfähigkeit

Der rH2-Wert gibt die Anzahl der Sauerstoff- und Wasserstoff-Ionen im Wasser an. Er gibt das Vermögen des Wassers an, mit enthaltenen Stoffen chemisch zu reagieren und dabei zu reduzieren, das heißt, das Wasser gewinnt Elektronen hinzu, oder zu oxydieren, das heißt, das Wasser verliert Elektronen. Je niedriger der Wert auf der Skala (0 bis 42) ist, desto mehr Elektronen enthält das Wasser. Die Fähigkeit des Wassers, Elektronen hinzuzugewinnen oder zu verlieren (Redoxpotenzial), wird jedoch nicht von der Menge der Mineralien bestimmt, sondern von deren Zusammensetzung. Der neutrale rH2-Wert ist 28. Der ideale Wasser-rH2-Wert liegt nach Vincent bei 24 bis 26.

Der r-Wert – elektrischer Widerstand

Der r-Wert gibt den elektrischen Widerstand des Wassers an, gemessen in Ohm. Er wird durch die Gesamtmenge von Inhaltsstoffen, zum Beispiel der Mineralien, die sich im Wasser befinden, bestimmt. Der Wert sagt nichts über die Mineralstoffzusammensetzung aus. Die Mineralien sind im Wasser zum Teil in ihre Ionen aufgelöst, also in ihre elektrisch geladene Form, die Elektrolyte. Je mehr Mineralien in ionisierter Form im Wasser enthalten sind, desto höher ist die Leitfähigkeit bzw. desto niedriger sind der Widerstand und der Ohmwert. Umgekehrt: Je weniger Mineralien Wasser enthält, desto niedriger ist die Leitfähigkeit bzw. desto höher sind der Widerstand und der Ohmwert. Der ideale Wasser-r-Wert liegt weit über 6000 Ohm.

Nach Vincent ist der Widerstand der wichtigste der drei Parameter. Seine langjährigen Untersuchungen belegen, dass Erkrankungsrate und Sterblichkeitsrate mit dem Widerstand des getrunkenen Wassers korrelieren: je niedriger der Widerstand, desto häufiger Krankheit und Sterblichkeit. Natürlich hängen diese nicht nur von der Qualität des getrunkenen Wassers ab, aber dieses stellt zweifelsfrei einen wichtigen Faktor dar.

Trinkwasser ist also nach Professor Louis Claude Vincent umso besser, je weniger Inhaltsstoffe es enthält. Wasser mit einem geringen Anteil an Mineralien ist von den Zellen, Geweben und Organen leichter aufzunehmen. Es schwemmt Schlackenstoffe leichter aus dem Organismus aus und ist sehr gesundheitsfördernd.

Reines Wasser hat nach Vincent einen hohen Widerstand: 10000 Ohm, 20000 Ohm und mehr. Gutes Wasser soll

mindestens 6000 Ohm haben. Das Leitungswasser der Städte und auch ländlicher Gemeinden liegt meistens zwischen 2000 und 3500 Ohm. Eine weit gehende Entfernung aller Inhaltsstoffe würde das Wasser im Sinne Vincents gesundheitsverträglicher machen. Da nach Vincent eine Übermineralisierung des Blutes zu vielen Erkrankungen führen kann, sollte man möglichst mineralstoffarmes Wasser trinken. Vincent rät sogar generell vom Genuss von Mineralwasser ab. Nur wenige Mineralwässer haben den von Vincent geforderten hohen Ohmwert. Dazu gehören das Haderheck Wasser aus Königstein, Volvic und Spa aus Belgien (Letzteres hat 17 000 Ohm). Die Firma GWG Ges. Wasser & Gesundheit mbH, Postfach 30, D-77944 Friesenheim, führt Wasseranalysen nach Professor Vincent durch, Kosten etwa 25 Euro.
Ein weiteres wichtiges Kriterium für die Beurteilung der Wasserqualität ist die Drehungsaktivität des Wassers. Obwohl Wasser keine Substanzen enthält, die die Schwingungsebene des polarisierten Lichtes drehen, nehmen viele Anwender energetisch-diagnostischer Verfahren an, dass es rechtsdrehende und linksdrehende Wässer gibt. Linksdrehendes Wasser sei der Gesundheit abträglich, rechtsdrehendes Wasser sei biologisch aktives und gesundes Wasser (siehe »Vitalisierung durch Ionisierung«, Seiten 138–140).

Gesund durch Wasser

»Wasser ist die beste Arznei.«
SLAWISCHES SPRICHWORT

Wasser ist ein Baustein Ihrer Gesundheit. Es kann auf vielerlei Arten zum Gesundsein beitragen – und mit unterschiedlichen Zielsetzungen. Als Wellness-Medium kann es das generelle Wohlgefühl steigern. Als Prophylaktikum kann es Erkrankungen vorbeugen. Und als Therapeutikum kann es bei vielen Erkrankungen die Therapie unterstützen. Wasser, das Universalgenie, hält viele wohltuende Aspekte für Sie bereit.

Wellness – Wasser zum Wohlfühlen

Ein Trend hat sich bei uns erfolgreich eingebürgert: der Wellness-Trend. Wir sind aufgerufen, mehr für uns selbst zu tun, uns wohl zu fühlen, uns zu verwöhnen. Man geht in Wellness-Resorts und Spas – ein trendiger Begriff für das gute alte elegante Bad. Die Seele soll baumeln, der Geist soll ins Gleichgewicht kommen, der Körper soll sich entspannen. Wir, unser Leben, unsere Energien sollen harmonisch sein, sollen fließen. Das Gefühl, neu geboren zu werden, kann hautnah erlebt werden. Wellness ist nicht so gesundheitsorientiert wie Prophylaxe, und sie ist nicht so ernsthaft wie Therapie. Sie ist Spaß, sie ist Vergnügen. Genau die richtige Art, die

körpereigenen Abwehr- und Immunsysteme spielerisch zu stärken.
Es gibt viele Möglichkeiten, sich mit Wasser zu verwöhnen. Die Medien sind voll davon. Sie können sich täglich ausführlich über die neuesten Ideen informieren. Deswegen gebe ich hier nur ein paar Anregungen:

- Entspannen Sie sich abends mit einem Vollbad, eventuell mit schlaffördernden Zusätzen wie Baldrian, Hopfen, Lavendel. Sinken Sie danach in einen erfrischenden Schlaf.
- Machen Sie sich fit für den Tag mit einer morgendlichen Dusche mit kräftigenden und anregenden Zusätzen wie zum Beispiel Rosmarin. Lassen Sie sich Zeit, und genießen Sie das Duschen. Und stellen Sie sich draußen in der freien Natur mal unter einen prasselndkühlen Wasserfall – ein Erlebnis der besonderen Art.
- Genießen Sie ein Bad mit duftenden Zusätzen, z.B. Rosenöl oder eine andere Duftnote, ganz nach Ihrem Gefühl. Hören Sie dazu von einer CD entspannende Naturklänge mit dem sanften Plätschern von Wasser oder Meeresrauschen – oder mit den Klängen, die Sie mögen.
- Gönnen Sie sich eine ayurvedische Ganzkörper-Ölmassage. Spüren Sie, wie sich Ihr Körper entspannt, wie wohl sich Ihre Seele fühlt.
- Pflegen Sie Ihre Gesichtshaut mit einem Gesichts-Dampfbad. Erhitzen Sie dazu Wasser in einem Topf und geben ein paar Beutel Kamillentee oder wenige Tropfen Aromaöl hinein. Halten Sie Ihren Kopf etwa 5 Minuten über den Topf, dabei hängen Sie ein Hand-

tuch über den Kopf. Tupfen Sie die Gesichtshaut danach sanft ab, und tragen Sie eine paraffinfreie Pflegecreme auf die Gesichtshaut auf. Das macht Ihre Haut zart und strafft sie.

- Trinken Sie viel Wasser. Wasser sättigt, entgiftet, entschlackt und macht schlank. Essen Sie Obst und Gemüse, das darin enthaltene Wasser enthält viele bioverfügbare Vitamine und Minerale. So können Sie leicht ein paar Kilo abnehmen.
- Unterstützen Sie Ihre gute Figur durch Bewegung im Wasser. Wasser bietet einen erhöhten Widerstand, das stärkt die Muskeln und verbrennt das Fett.
- Wassergymnastik ist trendig geworden und heißt jetzt Aquanastik, Aqua-Aerobics, Aqua-Walking, Aqua-Jogging, Aqua Tai Chi, Aqua Shiatsu ... Aqua-Wellness ist in und wird viel zu Ihrer Gesundheit beitragen können.

Prophylaxe – Wasser zur Vorbeugung

Wenn Sie ein gut trainiertes Abwehr- und Immunsystem besitzen, erfüllen Sie bereits eine hervorragende Voraussetzung, gesund zu bleiben. Wenn Ihr Immunsystem schwächelt, und das ist leider bei der Mehrzahl der Bevölkerung der Fall, sollten Sie für sich ein Programm entwickeln (lassen), um Ihr Immunsystem zu stärken.

Hier kann das Wasser eine wichtige Rolle spielen. Tautreten, Wassertreten (nach Sebastian Kneipp), Wechselduschen (warm beginnen, kalt abschließen), Thermalbäder, Saunagänge, Salzbäder zur körperlichen Entgiftung,

Moor- und Lehmbäder – sie alle geben Ihren Regulationssystemen Reize, auf die sie reagieren müssen. Doch Vorsicht – übertreiben Sie nichts! Erkundigen Sie sich zuerst bei Ihrer Therapeutin oder Ihrem Therapeuten, ob die mit dem Wasser gesetzten Reize für Sie angemessen sind.

Therapie – Wasser zur Behandlung

In vielen Büchern können Sie lesen, dass Wasser ein ideales natürliches Heilmittel sei. Warum ist das so? Wie kann simples Wasser so komplexe Vorgänge wie Heilprozesse bewirken? Diese Fragen führen geradewegs zu den Kernfragen: Was ist überhaupt Heilung? Was ist Krankheit? Was ist Gesundheit?

Über diese Frage haben viele Generationen von Schamanen, Heilern, Heilpraktikern und Ärzten nachgedacht. Ihre Antworten waren – je nach Zeitgeist – völlig unterschiedlich. In unserer Zeit, in der wir allmählich die rein biochemische Betrachtung der konventionellen Medizin überwinden, rückt das ganzheitliche Denken wieder in den Vordergrund, und mit ihm kommt das uralte Wissen über die Selbstheilungskräfte des Organismus zurück, jetzt im modernen Gewande der Regulativen Medizin.

Mit dem Wissen der Regulativen Medizin ausgestattet, beginnen wir zu verstehen, warum und wie Wasser heilen kann: weil Wasser direkt auf die körpereigenen Selbstheilungskräfte (medizinisch: die körpereigenen Regulationssysteme) einwirkt. Voraussetzung dafür ist jedoch, dass die Selbstheilungskräfte noch gut arbeiten und die

Heilungskräfte des Wassers überhaupt zum Zuge kommen können.
Wenn die körpereigenen Regulationssysteme durch elektromagnetische Belastungen, Schwermetalle, Mikroorganismen, chemische Toxine usw. stark gestört oder gar blockiert sind, kann leider auch Wasser wenig ausrichten. Dann müssen zunächst einmal diese Regulationssysteme und mit ihnen die Selbstheilungskräfte »freigeschaufelt« werden. Dies ist zum Beispiel mit der Regulativen Medizin möglich.

Warum ist Wasser ein Heilmittel?
Wasser heilt, indem es die individuellen Selbstheilungskräfte, also die körpereigenen Regulationssysteme, anspricht.
Wasser heilt, indem es die Regulationssysteme zugleich auf materieller, energetischer und informationeller Ebene anspricht.
Wasser kann nur dann ein Heilmittel sein, wenn die körpereigenen Regulationssysteme genügend funktionieren, um positiv auf die Wasserreize reagieren zu können.

Die Selbstheilungskräfte des Organismus

Die Regulative Medizin basiert auf dem Heilwissen von Jahrhunderten, besonders der Akupunktur und der Homöopathie. Sie stellt die Selbstheilungskräfte des ganzen Menschen und deren Störfaktoren in den Mittelpunkt von Diagnose und Therapie. Und sie bezieht die modernsten wissenschaftlichen Erkenntnisse über die körpereigenen Regulationsmechanismen und deren Beeinflussung durch bioenergetische und bioinformationelle Impulse ein. Kurz: Die Regulative Medizin sieht Gesundheit, Krankheit und Heilung unter dem Aspekt einer Selbstheilung des Menschen, zu der der Therapeut die Voraussetzungen zu schaffen hilft – unter aktiver Mitarbeit des Patienten.

Die Grundannahmen der Regulativen Medizin

- Gesundheit ist die Folge von optimal funktionierenden Selbstheilungskräften (Regulationssystemen).
- Krankheit ist die Folge einer gestörten oder blockierten Selbstheilung (Selbstregulation).
- Heilung ist die Folge der wiederhergestellten körpereigenen Selbstheilungsfähigkeit (Selbstregulation).

Gesundheit, Krankheit und Heilung hängen nach den Erkenntnissen der Regulativen Medizin vom Funktionieren der körpereigenen Regulationssysteme ab.

- Im Sinne einer ganzheitlichen Gesundheit sieht die Regulative Medizin den Menschen als *integrierte Ganzheit* im Kontext mit seiner Umwelt und nicht als Ansammlung einzelner Gewebe oder Organe, die es isoliert zu behandeln gilt. Das Körperwasser durchzieht den gesamten Organismus, es befindet sich in jeder Zelle, jedem Gewebe, jedem Organ, jedem Organsystem. Besonders auffällig ist das beim »von Wasser durchtränkten« Bindegewebe, das den gesamten Organismus wie ein Binde- und Stützorgan durchzieht und das als System der Grundregulation einer der Hauptregulatoren des Wasserhaushalts ist.

- Die Regulative Medizin sieht den Menschen als *Individuum* und nicht als statistische Größe: So, wie jeder Mensch seinen eigenen unverwechselbaren Fingerabdruck hat, hat er auch seinen individuellen Wasserhaushalt, der je nach Alter variiert und sich den jeweiligen Aktivitäten und Bedürfnissen anpasst. Obwohl es in medizinischen Analysen des Wasserhaushaltes gewisse Normwerte gibt und geben muss, kann der individuelle Wasserhaushalt dennoch andere Quantitäten benötigen.
- Die Regulative Medizin behandelt den Menschen *kausal* und nicht symptomatisch: Bei einem Bluthochdruckpatienten werden nicht »automatisch« Beta-Blocker verordnet, sondern es wird auch die Rolle eines relativen Wassermangels als mögliche Ursache des Bluthochdrucks in Betracht gezogen.
- Die Regulative Medizin stellt nicht in erster Linie lineare Beziehungen her (Rheuma liegt an ..., bei Rheuma nehme man ...), sondern sie denkt *vernetzt*. Beim Körperwasser kann man das leicht daran erkennen, dass die elektrischen Kommunikationsimpulse zwischen den Zellen durch das Körperwasser vermittelt werden und dass bei diesen Kommunikationsimpulsen die bioenergetische und die bioinformationelle Dimension des Körperwassers eine bedeutende Rolle spielen.
- Die Regulative Medizin unterdrückt nicht die Symptome, sondern arbeitet mit der *Selbstheilungskraft*,

also mit den körpereigenen *Regulationssystemen.* Es ist bekannt, dass Wassermangel zu körperlichen und geistigen Blockaden führen kann. Hier helfen keine Pillen. Eine vermehrte Zufuhr reinen vitalen Wassers kann diese Blockaden lösen und die Selbstheilungskräfte des Organismus freisetzen.

Wasser spielt also in der Regulativen Medizin eine große Rolle – die ihm auf Grund seiner zentralen Position im menschlichen Organismus zukommt. Die wichtige Rolle des Wassers wurde schon im Mittelalter von Dr. med. Johann Siegmund Hahn (1664–1725) und seinen Söhnen sowie von Dr. med. Christof Wilhelm Hufeland (1762–1836) erkannt. Später wurden diese Erkenntnisse von Vinzenz Prießnitz (1799–1851) und Pfarrer Sebastian Kneipp (1821–1897) in erfolgreiche Therapien umgesetzt. In der neuen Zeit wurde die Therapie mit Wasser von Dres. Paul und Patricia Bragg, Dr. med. Norman Walker und Dr. med. Fereydoon Batmanghelidj weiter in unser Bewusstsein gerückt.

Wasser als Heilmittel

Die Verwendung des Wassers als Heilmittel erfolgt mit unterschiedlichen Zielsetzungen und Indikationen, und die beabsichtigten Wirkungen sind vielfältig. Sie reichen von unspezifischeren Aufgaben wie allgemeiner Entgiftung und Entschlackung des Körpers über organsystemische wie Befreiung der Gefäße von Kalkablagerungen bis zu spezifischen wie der Behandlung chronischer Bronchitis.

Warum kann Wasser heilen?
Wie beschrieben, hat Wasser materielle, energetische und informationelle Aspekte. Alle wirken auf ihren Ebenen mit, ein Lebewesen zu heilen. Gemeint sind die materiell-chemischen Inhaltsstoffe wie Mineralien und Sauerstoff, der energetisch-physikalische Gehalt wie terrestrische Frequenzen (z.B. die Schumann-Wellen) und kosmische Frequenzen (z.B. die Lichtfrequenzen) und die kinetische Energie (durch die Bewegung des Wassers) sowie der informationell-kybernetische Gehalt des Wassers.

Wasser als ideales Heilmittel sollte:
- rein sein
- wenn sinnvoll, mit definierten Zusätzen versehen sein, die eindeutig der Therapie bestimmter Indikationen dienen
- evtl. bestimmte Temperaturen haben, um spezifische Reizwirkungen zu erzielen

Die Heilwirkung von Wasser hängt ab von:
- der individuellen Konstitution
- der Belastung durch Störfaktoren oder Blockadefaktoren
- der daraus resultierenden Regulationsfähigkeit des Organismus
- der individuellen Anpassungs- und Kompensationsfähigkeit

Sie bestimmen, wie gut der Körper auf äußere und innere Reize reagieren kann, also wie gut seine Reaktionsfähigkeit, Regulationsfähigkeit und Anpassungsfähigkeit und damit seine Heilungschancen sind.

Äußere Reize – schädliche und nützliche – fordern die körpereigenen Regulationsmechanismen heraus. Diese werden versuchen, äußere wie innere Reize zu regulieren, so dass der Organismus nicht aus seinem Fließgleichgewicht gerät. Ist die Selbstregulation intakt und gelingt es ihr, die Reaktionen im normalen Fließgleichgewicht zu halten, dann bleibt der Mensch gesund. Die Regelungsvorgänge geschehen manchmal unbemerkt, wie bei der Heilung einer kleinen Wunde, manchmal treten aber Symptome auf, die der Betroffene häufig nicht als Regulationsvorgänge versteht, sondern als Krankheit missdeutet. Typische Beispiele sind erhöhte Körpertemperatur und kurzzeitiger Durchfall.
Ist die Selbstregulation jedoch schon stark gestört und in ihrer Wirksamkeit eingeschränkt oder sind die Reize zu stark, sind es zu viele oder dauern sie zu lange an, dann gelingt es der Selbstregulation nicht, das Ungleichgewicht (die Disharmonie) zur Harmonie zurückzuführen. Jetzt treten funktionelle Störungen auf. Können auch diese nicht geheilt werden, dann werden sich strukturell-morphologische Schäden einstellen, also das, was gemeinhin als Krankheit gilt.

Reiz und Reaktion

Der Therapeut entscheidet, welchen Reiz der Patient braucht, um seine Selbstheilungsfähigkeit zu steigern, und wählt danach das Heilmittel aus. So bewirkt ein Heilwasser durch seinen hohen Mineralgehalt einen Reiz auf das Stoffwechselsystem. Ein Kneipp-Knieguss mit kaltem Wasser bewirkt durch die niedrige Wassertemperatur einen thermischen Reiz auf die Kälterezeptoren der Haut, durch den leichten Druck des Wasserstrahls auf der Haut einen mechanischen Reiz, durch die Reaktionen der Wassermoleküle auf der Haut einen chemischen Reiz. Ein Moorbad setzt durch die geänderte Körperstatik auf Grund der Auftriebskraft des Moorbades einen mechanischen Reiz, durch die höhere Temperatur des Wassers einen thermischen Reiz und durch seine Inhaltsstoffe einen biochemischen Reiz.

Die Hauptfragen für den Wassertherapeuten sind also jedes Mal: Welche Reize sind geeignet, die beabsichtigte Gegenregulation des Körpers auszulösen? Und: Kann der Patient in der erwarteten Art darauf reagieren?

Im Folgenden ist kurz aufgeführt, welche Faktoren der Wassertherapeut berücksichtigen muss, um die beabsichtigten Wirkungen zu erzielen. Dabei ist zu beachten, dass die Reize manchmal im Rahmen von Reaktionsprozessen zu einer vorübergehenden Erstverschlimmerung der Erkrankung führen können, was dem Patienten mitgeteilt werden sollte. Entsprechend den zuvor beschriebenen unterschiedlichen Aspekten des Wassers müssen wir zusätzlich zu den materiellen auch mit energetischen und informationellen Reizwirkungen rechnen.

Anzahl der Reize

Die Anzahl der Reize wird durch die Häufigkeit der Behandlungen und durch die Anzahl der unterschiedlichen Rezeptoren in der Haut bestimmt, die auf die Reize ansprechen.

Stärke der Reize

Die Stärke der Reize richtet sich nach der hohen oder niedrigen Wassertemperatur sowie der Reizflächengröße und der Reizlokalisation – die gleiche Reizstärke wirkt auf einem empfindlichen Reizareal stärker als auf einem weniger empfindlichen Reizareal. Auch der Zeitfaktor muss bei der Reizstärke berücksichtigt werden, denn die subjektive Stärke kann bei längerer Reizdauer abnehmen oder zunehmen.

Bei der Wahl der Reizstärke muss der Therapeut das Arndt-Schulz'sche Gesetz beachten:

- Schwache Reize fachen die Lebenskraft an (zum Beispiel homöopathische Hochpotenzen).
- Mittlere Reize stärken die Lebenskraft (zum Beispiel homöopathische Tiefpotenzen).
- Starke Reize hemmen die Lebenskraft (zum Beispiel allopathische Mittel).
- Stärkste Reize zerstören die Lebenskraft (zum Beispiel Chemotherapie und Bestrahlung).

Die Ärzte Dr. Amelung und Dr. Hildebrandt passten dieses Gesetz den Gegebenheiten der Regulations-, Reaktions- und Anpassungstherapie an. Sie formulieren wörtlich:

- »Schwache Reize, an die der Organismus adaptiert ist, verhindern ein Absinken des normalen allgemeinen Adaptationsniveaus,
- stärkere Reize, die das individuelle Adaptationsniveau überschreiten, lösen adaptive Reaktionen aus,

- stärkste Reize, die die individuelle Adaptationskapazität überschreiten, führen zum ›systemic stress‹, zur adaptiven Erschöpfung und zur Schädigung des Organismus (zum Beispiel Adaptationskrankheiten).«

Dauer der Reize

Die Dauer der Reize richtet sich nach der beabsichtigten Wirkung und nach der Art des Reizes sowie seiner Stärke. Bei einer beabsichtigten Durchblutungsförderung muss der Wasserreiz häufig kürzer andauern als bei der segmentären Anregung einer Organfunktion.

Qualität der Reize

Die Qualität der Reize ergibt sich aus der Reizstärke und der Reizdauer. Aber auch der Informationsgehalt des Wassers spielt eine große Rolle. So haben Leitungswasser, Mineralwasser, Heilwasser, Meerwasser, Moorwasser, destilliertes Wasser und verwirbeltes Wasser völlig andere Strukturen und somit andere Energie- und Informationsgehalte. Aus den daraus resultierenden unterschiedlichen Reizqualitäten ergeben sich unterschiedliche therapeutische Wirkungen.

Intervalle zwischen den Reizen

Die Intervalle zwischen den Reizen richten sich wie auch die anderen Reizfaktoren nach der Konstitution des Patienten und seiner Reaktions- bzw. Regulations- und Anpassungsfähigkeit. Während der Intervalle zwischen den Wasseranwendungen soll der Körper genügend Zeit haben, auf die Reize zu reagieren, sie auszuregulieren, sich ihnen anzupassen. Deshalb beschleunigen kurze

Reizfolgen den Heilungsprozess nicht zwangsläufig. Werden sie zu kurz gewählt, können sie die Krankheit verschlimmern, weil sie die Selbstregulation überfordern.

Trinken Sie sich gesund

»Gesundheit ist zwar nicht alles,
aber ohne Gesundheit ist alles nichts.«

SEBASTIAN KNEIPP

Die Quantität ist wichtig

Die große Bedeutung von Wasser für die menschliche Gesundheit ist offensichtlich und wurde nie bestritten. Umso erstaunlicher, dass Mensch und Medizin diese Tatsache als so nebensächlich ansehen. Das Trinken von reinem Wasser wird im Allgemeinen eher als lästig empfunden, das Trinken von Kaffee, Tee, Limonaden und alkoholischen Getränken hingegen nicht. Und beim Arzt wird der Patient nur selten über die prophylaktische und therapeutische Bedeutung von Wasser aufgeklärt.

Trinkwasser als materielles Heilmittel

Eine Ausnahme bilden »alternativ« denkende Ärzte, die eindrücklich auf die Folgen einer zu geringen Wasseraufnahme und die damit verbundene Unterversorgung des Organismus mit Wasser (Dehydration) hinweisen.
Aber allmählich kommt Wasser in Mode. Auch die Medien publizieren das Thema immer häufiger. Es müsste inzwischen also jedem klar sein, wie wichtig Wasser für die Gesundheit ist. Nur – die Menschen tun nicht, was sie wissen. Sie trinken nicht ausreichend Wasser und lassen

sich gegen die Folgen von Wassermangel lieber Pillen verschreiben, als mehr zu trinken.

Für die meisten Menschen sind ein »trockener Mund« und das Gefühl, Durst zu haben, die ersten Anzeichen für einen Wassermangel des Körpers. Doch es ist ein weit verbreiteter Irrglaube, dass erst diese Symptome Wasserbedarf signalisieren. Der Körper versorgt Gewebe und Organe nach einem hierarchischen Prinzip mit Wasser – die für das Überleben wichtigsten Gewebe und Organe werden so lange wie möglich gut versorgt und die am wenigsten wichtigen werden am frühesten von der Wasserversorgung »abgekoppelt«. Mundschleimhaut und Speicheldrüsen stehen als Stoffwechselorgane in dieser Hierarchie weit oben und werden daher erst relativ spät nicht mehr versorgt.

Auch das Durstgefühl ist trügerisch. Es hängt von sehr vielen Faktoren ab, die nicht unbedingt etwas mit dem Wasserhaushalt zu tun haben. Besonders bei älteren Menschen ist das Durstgefühl sehr stark reduziert. Man weiß, dass der Anteil des Wassers an der Körpermasse mit dem Alter stark abnimmt und damit auch viele der körperlichen Funktionen nachlassen – ist das von der Natur so gewollt oder die Folge eines »krankhaft« verringerten Durstgefühls?

Jedenfalls: Wenn der Mund trocken wird und man Durst verspürt, sind bereits andere vom Wasser abhängige Körperfunktionen beeinträchtigt. Deswegen sollten Sie sich nicht auf Ihr Durstgefühl als Indikator für Wassermangel verlassen, sondern Sie sollten schon vorher Wasser trinken. Die Menschen sind für ihre Gesundheit selbst verantwortlich. Zu diesen Verantwortlichkeiten gehört auch, genügend Wasser zu trinken. Machen Sie sich ein festes tägliches »Trinkritual« zur Gewohnheit, nach dem Sie über den Tag verteilt regelmäßig Wasser trinken.

Täglich acht bis zehn Gläser Wasser ...

Wann soll man wie viel trinken? Diese Frage müsste für jeden individuell beantwortet werden. Doch da niemand seinen Wasserhaushalt genau kennt, haben Experten Richtlinien angegeben. Diese schwanken von 1,5 bis zu 3 Litern pro Tag. So sieht Dr. Batmanghelidj 1,5 bis 2 Liter täglich als absolutes Minimum an, das sind acht bis zehn Gläser. Als Faustregel empfiehlt er täglich gut 30 Milliliter Wasser pro Kilogramm Körpergewicht. Bei einem Gewicht von 80 Kilogramm wären das 2,4 Liter Wasser. Diese sollten nach Dr. Batmanghelidj bei drei Mahlzeiten am Tag zu folgenden Zeiten getrunken werden:

- Ein Glas Wasser (0,25-l) 30 Minuten vor jeder Mahlzeit, um das Verdauungssystem auf die Nahrungsaufnahme vorzubereiten. Das gilt besonders für Menschen mit Beschwerden im Magen-Darm-Trakt.
- 2,5 Stunden nach jeder Mahlzeit ein weiteres Glas Wasser.
- Zwei Gläser Wasser im Zusammenhang mit der gehaltvollsten Mahlzeit und/oder vor dem Schlafengehen (falls Sie nicht nachts davon aufwachen, um zur Toilette zu gehen).
- Dies sind insgesamt acht Gläser Wasser, weitere zwei Gläser müssen zusätzlich zwischendurch getrunken werden.

Wenn Ihnen das zu kompliziert ist, können Sie auch die Gesamtmenge in Viertel- und Halbliterportionen über den Tag verteilt trinken.

So decken Sie Ihren Wasserbedarf

1,5 Liter täglich ist der absolute Mindestbedarf an Wasser. Sie können die Menge bis auf 3 Liter täglich erhöhen.

Ein Tipp: Stellen Sie stets ein volles Glas Wasser auf Ihren Schreibtisch oder auf Ihren Küchentisch, und trinken Sie das Glas nebenbei aus. Sobald es leer ist, füllen Sie es sofort wieder nach, damit wieder ein volles Glas vor Ihnen steht. Aber auch wenn Sie viel unterwegs sind und glauben, dass sie das nicht durchhalten können: trinken – trinken – trinken. Denn Wasser muss langfristig getrunken werden, um die Wasserdepots gefüllt zu halten.

Achten Sie beim Wassertrinken darauf, dass kein Salz-, Mineralien- oder Vitaminverlust entsteht. Ein Indikator für Salzverlust sind beispielsweise Muskelkrämpfe, auch Schwäche- und Schwindelgefühle. Geben Sie dann etwas Salz in das Wasser (auf 2 Liter etwa 3 Gramm oder ½ Teelöffel Salz). Mineralien- oder Vitaminverlust können Sie verhindern, wenn Sie entsprechende Früchte oder Gemüse essen. Eine Voraussetzung, um diese Mengen gut trinken zu können, ist eine gute Nierenfunktion. Nachdem Sie die Wasserdepots aufgefüllt haben, muss etwa die gleiche Menge, die Sie getrunken haben, als Urin über die Nieren ausgeschieden werden.

Zusätzlich empfiehlt Dr. Batmanghelidj, jeden Morgen ein bis zwei Gläser Wasser zu trinken, um den über Nacht entstandenen Wasserverlust auszugleichen. Sportler sollten vor jeder sportlichen Betätigung Wasser trinken, damit der Organismus Schweiß produzieren kann, ohne die Wasserbilanz ins Ungleichgewicht zu bringen. Und natürlich sollte man immer dann Wasser trinken, wenn man durstig ist.
Auch der Urin kann ein Indikator für den Wasserhaushalt sein: Er sollte farblos sein, wenn er dunkel ist, hat man zu wenig getrunken.

Heißes Wasser zum Entgiften

Das täglich getrunkene Wasser kann nach der Lehre der ayurvedischen Medizin gleichzeitig zur Entgiftung genutzt werden. Wenn Sie mindestens zwei Wochen lang täglich jede halbe Stunde ein paar Schlucke heißes Wasser trinken, dann werden Gifte aus dem Körper ausgeleitet. Kochen Sie dafür Wasser etwa 10 Minuten lang ab und füllen es dann in eine Thermosflasche. Diese Entgiftungskur soll besonders bei Rheuma und rheumatischen Schmerzen, auch bei Migräne helfen.
Nach der indischen Ayurveda-Lehre wird abgekochtes Wasser leichter in den Körper aufgenommen. Das Abkochen soll nicht nur Keime in einem belasteten Wasser abtöten, sondern auch die Struktur des Wassers verändern, so dass es für den Körper besser verträglich ist. Nach dieser Lehre kann warmes Wasser schon nach 1,5 Stunden ausgeschieden werden, während kaltes Wasser erst nach sechs Stunden wieder ausgeschieden werden kann. (Dem steht allerdings die Erfahrung jedes Men-

schen entgegen, der viel kaltes Wasser trinkt.) Warmes Wasser ist nach der ayurvedischen Lehre ein ideales Entgiftungs- und Ausleitungsmittel für wasserlösliche Substanzen (Schlacken).
Allerdings wird durch das Abkochen die Wasserstruktur zerstört, und der natürliche Schwingungsgehalt wird aufgelöst. Was jedoch hinzukommt, ist die Wärmeenergie, die sich auf den Trinkenden überträgt.
Abgesehen davon, dass Sie mit dem Trinken von Wasser den täglichen Wasserverlust ausgleichen müssen, gibt es noch weitere Gründe, die für das regelmäßige Trinken reinen vitalen Wassers sprechen:

- Wasser hält jung (Wirkung des Wassers auf die Zellen)
- Wasser hält fit (Wirkung des Wassers auf die Muskeln)
- Wasser hält elastisch (Wirkung des Wassers auf die Haut)
- Wasser hält clever (Wirkung des Wassers auf das Gehirn)

Die richtige Qualität des Trinkwassers

Sie müssen also täglich genügend Wasser trinken, damit Ihr Körper reibungslos funktionieren kann. Doch neben der Quantität ist auch die Qualität des Trinkwassers von großer Bedeutung. Die energetische und informationelle Dimension des Wassers hat Auswirkungen auf den Menschen.

Da Wasser Energie ist und ein Energieträger, kann Wasser den Menschen auf energetischem Wege beeinflussen. Dies geschieht durch die eigenen Energien des Wassers und durch die Energien, die ihm aufgeprägt wurden.

Bei den *eigenen Energien* handelt es sich um die Energien, die Wasser auf Grund seiner Struktur als Dipol ohnehin hat. Diese Energien sind für den menschlichen Organismus so unspezifisch, dass sie nach dem heutigen Wissensstand zu vernachlässigen sind.

Bei den *aufgeprägten Energien* handelt es sich zum Beispiel um thermische Energien. Sonnenstrahlen wärmen das Wasser auf, und seine Wärmeenergie kann durch Trinken oder durch äußere Anwendungen auf den Körper übertragen werden. Eine heiße Wärmflasche kann über die Haut eine Entspannung von Muskeln oder ein Nachlassen von Bauchschmerzen bewirken. Ein Eiswürfel kann eine kleine Schürfwunde beruhigen oder auch einen Schmerz übertönen, indem er einen stärkeren Reiz setzt.

Die physiologische Gegenreaktion auf einen Reiz wird genutzt, wenn man im Winter kalte Glieder mit Schnee einreibt: Die kleinen Blutkapillaren ziehen sich unter dem Einfluss der Kälte (vermittelt durch Kälterezeptoren in der Haut) noch mehr zusammen und erweitern sich in der Gegenreaktion des Körpers – die Glieder werden wieder warm. Dies ist eine Behandlung nach dem homöopathischen Prinzip, nach dem Ähnliches durch Ähnliches geheilt wird. (Allerdings sollte nicht der ganze Körper unterkühlt sein, in diesem Fall muss man dem Körper langsam ansteigende Wärme zuführen.) Vergleichbares wird bei manchen Kneipp-Therapien bewirkt. Hier spielt aber die Zeitdauer des Reizes eine ganz entscheidende Rolle: Wenn Sie den Organismus einem kurzen kalten Reiz aussetzen, bewirken Sie eine Erwärmung, wenn der kalte Reiz zu lange dauert, kühlt der Organismus noch weiter ab.

Trinkwasser als informationelles Heilmittel

Wasser kann durch seine eigenen Informationen wirken und durch ihm aufgeprägte Informationen.
Zu den *eigenen Informationen* gehören die Informationen, die durch seine natürlichen Inhaltsstoffe - wie beispielsweise anorganische Mineralien - im Wasser enthalten sind. Diese haben im Allgemeinen kaum Einflüsse auf den menschlichen Organismus.
Die *aufgeprägten Informationen* können den Organismus hingegen negativ oder positiv beeinflussen. Wie Sie bereits gelesen haben (siehe »Die Grenzen der Grenzwerte«, Seiten 77 ff.), können im Trinkwasser trotz Reinigung in den Wasserwerken oder in Haushalten immer noch Schadstoffinformationen enthalten sein, die für den Organismus ungünstig sein können. Im Extremfall können diese Schwingungen Symptome erzeugen, die Sie in den Lehrbüchern über homöopathische Arzneimittelbilder nachlesen können. Andererseits können Wasser gezielte therapeutische Informationen aufgeprägt werden, wie dies bei homöopathischen Hochpotenzen oder bei Test- und Therapieampullen der bioenergetischen Medizin der Fall ist. Auch die speziellen homöopathischen Chakra- und Emotionalmittel der Psychosomatischen Energetik wirken über den Informationsträger Wasser. Ebenso die

Bach-Blüten und die anderen Blütenmittel. Therapeutische Informationen können aber auch von Tees, zum Beispiel Kräutertees, übertragen werden. So können spezielle Teekompositionen beispielsweise die fünf Wandlungsphasen der chinesischen Medizin unterstützen.

Trinken ist wichtiger Teil der Therapie
Nach einer bioenergetischen Therapie müssen Sie unbedingt viel Wasser trinken, sonst können die freigesetzten Toxine nicht ausgeleitet werden. Dies gilt für jede Therapie, die reinigend und entschlackend wirkt.

Besonders bei bioenergetischen Therapien wie der Regulativen Medizin ist das therapiebegleitende Trinken von viel reinem Wasser eine absolute Notwendigkeit. Ohne ausreichend Trinkwasser können die während der Therapie freigesetzten Toxine nicht ausgeleitet werden, und die bioenergetische Therapie kann wirkungslos bleiben oder sogar zu unangenehmen Begleiterscheinungen führen. Diese Begleiterscheinungen sind jedoch nicht mit den in der konventionellen Medizin gefürchteten Nebenwirkungen gleichzusetzen. Sie sind hier lediglich die Folge eines »Toxinstaus« im Körper, weil die freigesetzten Toxine nicht über die Nieren ausgeschieden werden können, sondern wegen Wassermangel im Körper verbleiben. Fatalerweise können sich durch diese Toxinkonzentrierungen die Beschwerden noch erhöhen, zum Beispiel am Ort des geringsten Abwehrwiderstandes, der konstitutionell bedingt sein kann.
Eigentlich gilt diese Regel für fast jede Therapie, weil bei-

nahe jede Therapie durch ihre entlastende Wirkung direkt oder indirekt Toxine freisetzt. Aber in besonderem Maße gilt sie für bioenergetische Verfahren und gezielte Entgiftungs- und Ausleitungsverfahren. Ich habe es in meiner Praxis oft erlebt, dass Patienten mit Symptomen kamen, die sich während einer ohne therapeutische Begleitung durchgeführten Behandlung zur Entschlackung oder Gewichtsabnahme eingestellt hatten. Nachdem sie genügend Wasser tranken, verschwanden die Symptome.

Selbstverständlich gibt es bei ausbleibenden oder nicht anhaltenden Therapieerfolgen noch andere Gründe als Wassermangel, zum Beispiel die erwähnten Belastungen durch elektromagnetische Felder wie geopathische Störzonen (Wasseradern, Erdverwerfungen etc.) oder elektromagnetische Störfelder (Haushaltsstrom, Hochspannungsleitungen, Transformatoren, technische Geräte etc.).

Trinkkuren mit Heilwässern

Heilwässer werden in Heil- und Kurorten als Kur verordnet und getrunken, sind aber auch im Handel erhältlich. Mit steigendem Gesundheitsbewusstsein der Bevölkerung stieg auch der Umsatz der frei verkäuflichen Heilwässer. Sie werden zu etwa 60 Prozent von Frauen und zu 40 Prozent von Männern getrunken, und zwar meist von älteren Menschen.

Bei Wassertrinkkuren ist zu beachten, dass die Wässer je nach ihrer vorherrschenden Mineralisierung unterschiedliche Wirkungen erzeugen können:

- Kalzium- und Natrium-Hydrogenkarbonat-Wässer schonen die Schleimhäute, was bei chronischen Magen- und Darmschleimhautentzündungen wichtig ist. Sie normalisieren eine gestörte Magensekretion, puffern überschüssige Magensäure und beheben Sodbrennen. Sie fördern auch die Verdauungsfunktion.
- Alle Hydrogenkarbonat-Wässer haben günstige Effekte auf Infektionen der Harnwege und dienen zur Vorbeugung bestimmter Formen von Harnsteinen. Sie können saure Harnreaktionen neutralisieren. Wenn sie über längere Zeit kurmäßig getrunken werden, haben sie eine leicht blutdrucksenkende Wirkung. Weil der Neutralisationseffekt nicht lange anhält, sollten die Heilwässer über mehrere Stunden verteilt in kleinen Mengen getrunken werden.
- Kalziumchlorid-Wässer beugen bestimmten Formen von Nierensteinen vor.
- Magnesiumchlorid-Wässer können einem Magnesiummangel vorbeugen. Sie binden Magensäure, wirken entzündungshemmend und normalisieren die Magensekretion.
- Sulfathaltige Wässer (Magnesium- und Kalzium-Sulfat) werden bei Gallenbeschwerden, zur Verbesserung der Verdauungsfunktion, auch gegen Verstopfung (hier ist eine Tagesdosis von mindestens drei Gramm Sulfat notwendig) eingesetzt.
- Kohlensäure-Wässer fördern je nach Bedarf die Bildung von Magensäure und Bikarbonat. Sie sind bei wenig Magensäure und bei Übersäuerung des Organismus zu empfehlen. Diese Wässer sollten deshalb

nur therapeutisch getrunken werden. Das ständige Trinken von kohlensäurehaltigen Wässern ist eine Unsitte.

Trinkkuren mit Heilwässern werden über einen definierten Zeitraum, meist über vier bis sechs Wochen, aber auch länger durchgeführt. Sie können tief greifende Wirkungen auf den Gesamtorganismus einschließlich des Stoffwechsels haben. Deshalb sollten sie nur nach ärztlicher Vorschrift und unter ärztlicher Aufsicht durchgeführt werden. Trinkkuren können eine Reizbelastung darstellen, die ein ausreichendes Reaktions- und Kompensationsvermögen erfordern. Ist dies nicht vorhanden, kann es zu ungewollten überschießenden Reaktionen kommen. Auch bestehende Krankheiten können als Kontraindikationen Trinkkuren verbieten, wie zum Beispiel Störungen der Wasserausscheidungen, Herzschwäche und Wasseransammlungen im Körper, die durch Herz- oder Nierenerkrankungen bedingt sind. Das ist besonders im Alter zu beachten, weil die Mehrzahl der Körperfunktionen reduziert ist, so auch der Wasser- und Elektrolythaushalt.

Die Wirkungsweise von Trinkkuren

Die Trinkkur wirkt auf ähnliche Weise wie die Hydrotherapie (siehe »Hydrotherapie – äußerliche Wasseranwendungen«, Seiten 225 ff.): Auf serielle Verabreichung von Einzelreizen folgen körpereigene Reaktionen, die bestimmte Abwehr-, Regulations- und Anpassungsmechanismen auslösen. Diese regen die inneren Selbstordnungsleistungen an und verbessern die Regulationsfähigkeit.

Bei einer Trinkkur ist besonders die funktionelle Anpassung therapeutisch wichtig. Die körperlichen Vorgänge normalisieren sich, was Ausdruck einer gesteigerten Regulationsfähigkeit des Organismus ist und ein Ergebnis einer vegetativen Umstellung im Rahmen einer funktionellen Anpassung. Regelmäßiges kurmäßiges Trinken von Heilwasser unter ärztlicher Aufsicht aktiviert den Organismus. Trinkkuren regen den Körper an, zu reagieren und von sich aus zur Heilung und Gesundung beizutragen. Die eigentliche Kurwirkung ist ein Langzeiteffekt.

Die Wirkungen der Trinkkuren werden durch den Mineralstoffgehalt, die Wechselwirkungen der Mineralien, die Temperatur des Wassers und durch seine Menge erzielt. Bei Trinkkuren trinkt der Patient bis zu 1,5 Liter pro Tag zu bestimmten Zeitpunkten über den Tag verteilt. Je nach Indikation können auch trinkfreie Tage eingelegt werden, um dem Organismus Zeit für die Umstellung des Stoffwechsels zu geben.

Heilwassertrinkkuren werden selten eingesetzt, um einen Mangel an Mineralstoffen auszugleichen. Im Gegenteil – der Mineralstoffhaushalt sollte vorher ausgeglichen sein, damit der Heileffekt besser kontrolliert werden kann. Zusätzliche Mineralstoffgaben sind im Allgemeinen nur bei chronischen Krankheiten, die mit Mangelerscheinungen einhergehen, nötig. Mangelerscheinungen treten bei Fehlernährung, bei Stoffwechselstörungen, infolge medikamentöser Behandlungen sowie in Zeiten besonderer körperlicher Beanspruchung auf, z.B. in der Schwangerschaft. Normalerweise kann die Mineralstoffzufuhr durch eine individuelle Ernährung gesichert werden, eine zusätzliche Mineralstoffzufuhr durch Mineral- oder Heil-

wasser ist nicht gezielt genug, um Mangelzustände zu beseitigen. Allerdings ist manchmal bei Trinkkuren eine pharmakologische Wirkung durch Spurenelemente beabsichtigt, durch die eine direkte und spezifische biologische Wirkung ausgeübt werden soll, so z.B. durch Jod auf die Schilddrüse, Eisen und Kupfer auf die Leber, Schwefel auf Haare, Nägel und Gelenkknorpel.
Trinkkuren wirken vorwiegend auf und über die Schleimhäute des Mundes, des Magens und des Darmes. Bei ihrem Weg durch das Verdauungssystem werden die Stoffe durch Speichel und andere Sekretionen, Vermischungen mit Speisen und schließlich durch die Aufnahme in den Körper zunehmend verändert. Die Wirkungen sind eng an Rezeptoren in der Schleimhaut gekoppelt, die nervale, hormonale und motorische Reaktionen auslösen.
Im Mund regen Heilwässer ebenso wie Mineralwässer die Speichelsekretion an. Dabei gilt: Je höher der Stoffgehalt, desto stärker der Sekretionsreiz. Auf Grund der Speichelwirkung werden im Mund weitere Mineralien des Heilwassers in Elektrolyte zerlegt.
Im Magen setzt sich der Sekretions- und Spaltungsprozess fort durch vermehrte Sekretion von Säure und Enzymen. Nur Mineralwässer mit hohem Kalzium- und Magnesiumgehalt regen die Magensekretion nicht an. Alkalireiche Wässer bieten im Gegenteil durch Neutralisierung der Magensäure einen gewissen Magenschleimhautschutz.
Im Darm wird die Sekretion durch Mineralwasser gesteigert. Dabei können über chemische Prozesse Hormone in der Schleimhaut freigesetzt werden, die wiederum die Aktivität von Leber und Bauchspeicheldrüse anregen und

die Abgabe von Galle fördern. Im Sinne sekretorischer Leistungen sind Mineral- und Heilwässer also durchaus verdauungsfördernd. Bei höherem Magnesium- und SO_4-Gehalt des Mineralwassers kann es auf Grund einer osmotischen Wasserbindung im Darm zu flüssigen Stühlen mit einer beschleunigten Darmentleerung kommen.

Kalt getrunkene Mineralwässer verstärken, wie auch andere kalt getrunkene Wässer, die rhythmische Wellenbewegung der Darmwand. Dadurch und durch die schnellere Darmpassage von Wasser wird die Darmentleerung gefördert. So funktioniert das alte Hausmittel, das besagt, dass man bei Verstopfung morgens auf nüchternen Magen kaltes (Mineral-)Wasser trinken soll.

Der Dünndarm gibt etwa 65 Prozent des getrunkenen Wassers in den Blutkreislauf zurück. Dies entspricht beim gesunden Menschen etwa der höchstmöglichen Harnausscheidung. Deshalb dürfen Trinkkuren nur gemacht werden, wenn die Wasserausscheidung durch die Nieren unbehindert ist. Die Wasserbilanz muss ausgeglichen bleiben.

Exzessive Trinkkuren können das von der körpereigenen Regulation aufrechterhaltene Gleichgewicht im Wasser- und Elektrolyt-Haushalt und im Säure-Basen-Haushalt stören. Diese Störungen müssen vom Organismus ausreguliert werden.

Fazit: Insgesamt besteht bei der Trinkkur eine gewollte therapeutische Reizwirkung. Die regelmäßige Aufnahme von Wasser und Mineralien führt zu einem vorübergehenden Ungleichgewicht, das als Reiz wirkt, eine Gegenregulation auslöst und damit einen Anpassungsprozess an die neu gewonnene Realität in Gang setzt und fördert.

Die aufgenommenen Elektrolyte gelten in der Trinkkur nicht als Nährmittel, die den Körper aufbauen, sondern sie stellen einen gezielt eingesetzten Reizfaktor dar, der ausreguliert werden muss. Die Regulationsfähigkeit des Organismus wird trainiert und die Anpassungsfähigkeit vergrößert.

Hydrotherapie – äußerliche Wasseranwendungen

»Wo Medikamente wenig oder gar nichts vermögen,
kann mit Wasser der beste Erfolg erzielt werden;
es ist deshalb nur schade, dass man das Wasser und
die Anwendungen mit Wasser wenig kennt.«

SEBASTIAN KNEIPP

Die äußerlich angewendete Wassertherapie (Hydrotherapie) wirkt wie die meisten naturgemäßen Heilanwendungen durch gezielte biologische Reize, die das Zentralnervensystem, das Hormonsystem, das Immunsystem und das Grundregulationssystem ansprechen und Reaktionen der Regulations- und Anpassungssysteme bewirken. Damit regt die Wassertherapie die Selbstordnungskräfte des Organismus an. Dazu ein Beispiel aus der Kneipptherapie: Ein kalter Guss ist ein starker Reiz, er führt zu einer momentanen Unterkühlung des betreffenden Hautareals. In der Gegenreaktion wird der Organismus dieses Hautareal erwärmen und damit die Reaktionsfähigkeit des Organismus auf Kältereize erhöhen – gut bei Erkältungsanfälligkeit und als Training des Kreislaufsystems.

Hydrotherapie ist Reiztherapie

Im Kapitel »Die Selbstheilungskräfte des Organismus« erläuterte ich auf den Seiten 204–208, nach welchen Kriterien die in der Regulationsmedizin eingesetzten Reize unterschieden werden können. Die Klassifizierung der Reize ist ein entscheidendes Kriterium in der Hydrotherapie. Der Gesamterfolg hydrotherapeutischer Anwendungen hängt wesentlich von den Begleitumständen einer Kur ab, zu denen auch Bewegung, Ernährung, klimatische Verhältnisse, psychische Situation des Patienten usw. gehören. Nicht grundlos ergänzte Pfarrer Kneipp seine Wassertherapie durch umfassende diätetische Maßnahmen.

Reizfaktor »Temperatur«

Eine der wichtigsten Reizqualitäten der Hydrotherapie ist die objektive Wassertemperatur. Hierbei geht es einmal um die absolute Temperatur (in Celsiusgraden); zum anderen um die relative Temperatur, das ist die im Augenblick der Therapie bestehende Wassertemperatur im Verhältnis zur Temperatur der behandelten Körperoberfläche; und um die sich während der Behandlung verändernde Temperatur, also um aufsteigende oder absteigende Temperatur. Zudem spielt das subjektive Empfinden der Wassertemperatur eine große Rolle: Inwieweit ist ein temperaturempfindlicher oder -unempfindlicher Körperteil betroffen, wie ausgedehnt ist die Behandlungsfläche?

Reizfaktor »hydrostatischer Druck«

Der hydrostatische Druck der unterschiedlichen hydrotherapeutischen Medien – Moorbäder, Solebäder, Thermalbäder – wirkt insofern als Reizfaktor, als er durch seinen Auftrieb das Körpergewicht des Patienten verringert und dadurch aktive und passive Bewegungen erleichtert (was zum Beispiel in der Unterwasserbewegungstherapie genutzt wird). Andererseits übt der Wasserdruck einen mechanischen Reiz auf die Körperoberfläche, wie den Brustkorb, sowie auf die Organe aus. Der Widerstand, den das Wasser einer Körperbewegung entgegensetzt, stärkt die Muskeln und fördert die Durchblutung. Die Gelenke werden wenig belastet. Dies ist für Leute, denen körperliche Bewegung Schmerzen machen, vorteilhaft. Deswegen wird Wassergymnastik häufig bei rheumatischen Beschwerden eingesetzt.

Reizfaktor »mechanische Einwirkungen«

Zur Erhöhung der Reizwirkung bei Wasseranwendungen werden oft mechanische Reize in Form von Bürstungen, Druckstrahl, Klatschungen, Massagen, Reibungen, Wasserbewegungen usw. gesetzt. Sie wirken sowohl unspezifisch auf die Hautoberfläche als auch durch ihre Lokalisation spezifisch, unter anderem über die so genannten Head'schen Zonen. Dies sind Hautbereiche, besonders auf dem Rücken, von denen aus nervliche Impulse zu zugeordneten Muskelpartien, Geweben und Organen gehen.

Reizfaktor »Wasserinhaltsstoffe«

Die Inhaltsstoffe (chemischen Bestandteile) des Wassers (Mineralien, Sauerstoff und Kohlensäure, Zusätze pflanzlicher Art) wirken als chemische Reize auf die Haut und können Reaktionen provozieren, wenn sie inhaliert werden. Diese Reizfaktoren treten bei einer Hydrotherapie naturgemäß meist nicht isoliert, sondern gebündelt auf. Ihre Wechselwirkung ist vom Therapeuten gut abzuschätzen, weil sie sich summieren und im Extremfall einen Patienten überfordern können.

Hydrotherapeutische Behandlung von Organsystemen

Die Hydrotherapie zielt weniger auf die Behandlung eng definierter Krankheitsbilder als auf die Wiederherstellung normaler Funktionsabläufe ganzer Organsysteme und die damit verbundenen Organfunktionen ab. Sie stellt eine wertvolle Bereicherung medizinischer Maßnahmen dar und eignet sich besonders zur Kräftigung der Konstitution und der körpereigenen Abwehr. Dennoch stehen bei der Verordnung konkrete Indikationen im Vordergrund, z.B.:

- Abwehrschwäche
- Allergien
- Arthrosen
- Asthma bronchiale
- Blähungen
- Blutdruck, hoher oder niedriger
- Bronchitis
- Erkältung
- Erschöpfung
- Fieber
- Hauterkrankungen
- Infektionserkrankungen

- Kreislaufstörungen
- Nervenentzündungen
- Nervenprellungen
- rheumatische Erkrankungen
- Schlafstörungen
- Stoffwechselstörungen
- vegetative Dystonie
- Verdauungsstörungen

Um bei spezifischen Erkrankungen therapeutische Erfolge zu erzielen, werden aber primär die betroffenen Organsysteme behandelt.

Das Nervensystem

Hydrotherapeutische Reize werden überwiegend über das Nervensystem an ihre Zielorgane oder Zielorgansysteme geleitet. Die zentrale Leistung des Nervensystems als Übermittler thermischer, mechanischer und anderer Reize besteht darin, dass es die Reize von den Wärme- und Kälterezeptoren der Haut aus über Reflexbögen an andere Körperteile weitergibt. Die Wirkungen der Hydrotherapie auf das Nervensystem liegen also sowohl in der unmittelbaren Wirkung auf das Nervensystem als auch in der mittelbaren Wirkung auf die vom Nervensystem versorgten Körperteile. Dies sind zum Beispiel das Hormonsystem, das Immunsystem, das Stoffwechselsystem, der Wärmehaushalt, das Herz-Kreislauf-System, das Atmungssystem, das Lymphsystem, das Bewegungssystem incl. der Muskulatur, das Urogenitalsystem und die Psyche. Die umfangreichen Übertragungsmöglichkeiten hydrotherapeutischer Reize über das Nervensystem bewei-

sen, dass die Hydrotherapie keine lokale, sondern eine ganzheitlich wirkende Behandlungsmethode ist.
Die Ziele hydrotherapeutischer Beeinflussungen des Nervensystems liegen einerseits in der Ausbalancierung des vegetativen Tonus, andererseits in der Reaktions- und Abwehrsteigerung durch Beanspruchungen.
Die Hydrotherapie wird unter anderem bei folgenden Erkrankungen des Nervensystems eingesetzt: bei akuten und chronischen Nervenentzündungen, bei Nervenprellungen und Nervenverletzungen, bei Nerven- und Muskelerkrankungen nach Abklingen ihrer akuten Phase.

Das Hormonsystem

Ungleichgewichte im Hormonsystem können durch eine hydrotherapeutische Behandlung ausgeglichen werden. Drüsenunterfunktionen können angeregt, Überfunktionen gedämpft werden. Dies geschieht sowohl direkt durch Beeinflussung der Drüsen über hydrothermale Reize als auch indirekt durch die Beeinflussung des Nervensystems, das die Drüsenfunktionen steuert. Bei Schilddrüsenüberfunktion (Hyperthyreose) kann sogar durch weitere Wirkungsvernetzungen über das Hypophysen-Nebennierenrinden-System Einfluss auf die Nierenfunktion und den Wasserhaushalt genommen werden. Die Hydrotherapie ist also durchaus nicht die simple Behandlungsmethode, als die sie oft angesehen wird, sondern sie kann wirkungsvoll in ein sehr komplexes körperliches Vernetzungsgefüge eingreifen.
Die therapeutischen Erfolge der Hydrotherapie bei Störungen im Hormonsystem sind nach Dr. Herbert Krauß begrenzt, echte Erkrankungen des endokrinen Systems

sind kaum zu beeinflussen. Dennoch: Einflüsse auf die Funktionen der endokrinen Drüsen konnten nachgewiesen werden, wobei es sich offensichtlich um ansonsten gesunde Drüsenorgane handelte. Auch Frauenkrankheiten konnten durch Moorbehandlungen gebessert werden.

Das Immun- und Abwehrsystem

Zu den Folgen eines geschwächten oder gestörten Abwehrsystems gehören unter anderem Infektionskrankheiten, Erkrankungen des rheumatischen Formenkreises und allergische Erkrankungen. Da die Hydrotherapie hier gute Erfolge verzeichnet, kann sie auch als Methode zur Beeinflussung des Abwehrsystems angesehen werden.
Um die Abwehr zu steigern, hat sich die Hyperthermie durch Überwärmungsbäder als nützlich erwiesen, ferner Sauna und römisch-irische Dampfbäder, Wechselbäder und serielle feuchte Dreiviertel- oder Ganzpackungen. Bei rheumatischen Beschwerden ist in der Schmerzbehandlung sowohl die Wärme- als auch die Kältetherapie erfolgreich. Da die rheumatischen Erkrankungen einerseits entzündlichen, andererseits degenerativen Ursprungs sind, muss vor der Anwendung geklärt werden, welche Anwendungsform die optimale ist.
Beim entzündlichen Rheumatismus können nach Abklingen des akuten Schubes Badekuren mit Moor, Radon, Schwefelwässern oder Sole durchgeführt werden, verbunden mit aktiven und passiven Unterwasserbewegungsübungen. In diesem Fall muss die Therapie dem aktuellen Krankheitszustand angepasst werden. Eine ärztliche Kurüberwachung ist unbedingt notwendig!
Der degenerative Rheumatismus tritt zumeist bei älteren

Menschen auf. Hierbei ist zu beachten, dass oft gleichzeitig andere altersbedingte Erscheinungen oder Krankheiten vorliegen. Bei etwa 30 Prozent der Arthrosepatienten bestehen auch entzündliche Prozesse, diese bestimmen dann die Therapie. Allgemein haben sich Akratothermen (warme Wildwässer), Radon-, Schwefel- und Solebäder bewährt. Örtliche Wärmeanwendungen mit Peloiden (Fango, Moor, Schlick, Lehm, Schlamm) können die Durchblutung der betroffenen Gelenke und Gewebe fördern und damit den Schmerz herabsetzen. Bei der Behandlung des degenerativen Rheumatismus sollten die Vorteile des hydrostatischen Auftriebs im Bad mit aktiven und passiven Bewegungen genutzt werden. Die relative Schwerelosigkeit des Körpers im Wasser entlastet besonders bei Erkrankungen der Wirbelsäule (Spondylosen).

Der Stoffwechsel

Der Stoffwechsel wird hydrotherapeutisch über das vegetative Nervensystem und über den Wärmehaushalt behandelt. Durch kalte Wasseranwendungen und wärmezuführende Maßnahmen kann der Grundumsatz nachweislich gesteigert werden, über den Abbau von das Nervensystem erregenden Reizzuständen kann er gesenkt werden. Diese Wirkungen halten jedoch nicht lange an. Funktionelle und organische Störungen des Verdauungstraktes einschließlich Magen-, Darm- und Gallenblasenstörungen, wie Bauchschmerz, Völlegefühl, Blähungen und Aufstoßen, können erfolgreicher durch eine Trinkkur mit geeigneten Mineral- bzw. Heilwässern behandelt werden. Die Verdauung kann auch durch Wärmebehandlungen des Bauches mit Peloidpackungen, Dampfkom-

pressen, heißen Güssen und Thermalbädern günstig beeinflusst werden.
Insgesamt wird die Hydrotherapie bei Störungen von Verdauung und Stoffwechsel bei nicht akuten Krankheiten des Verdauungstraktes einschließlich der Leber und des intermediären Stoffwechsels eingesetzt. Eine begleitende individuelle Ernährungstherapie wird in den meisten Fällen erforderlich sein, bei psychosomatischen Beschwerden häufig auch eine psychotherapeutische Betreuung.

Der Wärmehaushalt

Die Aufgabe der Hydrotherapie ist das Training der körpereigenen Regulationssysteme. Dies gilt auch für den Wärmehaushalt. Kalte Waschungen, Wickel und Güsse führen zur lokalen Senkung der Hauttemperatur, auf die der Körper ausgleichend reagiert, indem die betroffenen Gebiete stärker durchblutet werden. Bei der hydrotherapeutischen Behandlung muss die situative Körpertemperatur des Patienten berücksichtigt werden. Bei niedriger Körpertemperatur kann eine lokale Kältebehandlung oft nicht schnell genug ausgeglichen werden. Deshalb gilt bei den Kneippwasseranwendungen das Gebot, dass kalte Anwendungen nur bei gut durchwärmten Patienten durchgeführt werden dürfen und dass die Patienten nach der Behandlung, zum Beispiel einer kalten Waschung, sofort gut eingehüllt werden müssen.
Der Wärmehaushalt ist, wie oben betont, Teil der körperlichen Gesamtregulation. Seine Störung wird oft durch umfassende Regulationsirritationen verursacht, weshalb die Hydrotherapie direkt auf die Wärmeregulation ein-

wirken kann. Der Therapeut muss aber auch eine mögliche übergeordnete Regulationsstörung berücksichtigen, die wieder eine ganzheitlich orientierte Hydrotherapie erfordert.

Die Haut

Die meisten hydrotherapeutischen Maßnahmen wirken über die Körperoberfläche und somit über die gesamte Hautfläche oder bestimmte Hautareale. Von hier aus wirken sie auf die schon besprochenen Nerven-, Hormon-, Kreislauf-, Atem- und Verdauungssysteme. Ausgangspunkte dieser Organbeeinflussungen sind dabei die in der Haut liegenden Wärme-, Kälte-, Druck- und Schmerzrezeptoren und die dazugehörigen Nerven. Sie sind die eigentlichen Empfänger und Sender hydrotherapeutischer Reize. Doch die Haut ist auch selbst ein Wirkungsorgan. Die Hautdurchblutung wird durch hydrotherapeutische Maßnahmen angeregt, Schweißdrüsen regulieren den Wärmehaushalt und unterstützen den Organismus in seiner Funktion, durch die Haut zu entgiften. Hier sind besonders die Basenbäder zu erwähnen. Die Funktion der Schweißdrüsen wird besonders durch ganzkörperliche und lokale Wärmeanwendungen in Form von ansteigenden Teilbädern oder Wickeln, ferner durch Dampfbäder, Saunabäder und Überwärmungsbäder angeregt. Durch Baden in mineralhaltigem Wasser kann die Haut die im Wasser vorhandenen Inhaltsstoffe, wie Eisen und Natrium, sowie organische Verbindungen aufnehmen. Da diese Stoffe über die Lymphbahnen und die venösen und arteriellen Kapillaren in den Blutkreislauf gelangen, sind sie auch ganzkörperlich wirksam.

Das Herz-Kreislauf-System

Hydrotherapeutische Anwendungen können sowohl den Gesamtkreislauf als auch dic Durchblutung einzelner Körperpartien beeinflussen. Dies wird durch ein generelles Kreislauftraining im Sinne eines beschleunigten Blutumlaufs und damit verbundenem Herz- und Gefäßtraining sowie lokaler Blutvermehrungen bewirkt. Die Muskulatur wird trainiert und die Anpassung an größere Leistungsanforderungen verbessert.

Die kurze Anwendung heißen Wassers führt zur Verengung der Blutgefäße der betroffenen Hautareale und zum Rückfluss des Blutes in tiefere Körperbezirke. Kaltes Wasser führt ebenfalls zu einer Kontraktion der Blutgefäße, allerdings hier durch die Schockwirkung des Kältereizes. In beiden Fällen wird das Herz erheblich belastet – daher müssen Menschen mit Herz- und Kreislaufbeschwerden ihren Arzt konsultieren, bevor sie sich diesen Reizen aussetzen. Einen weiteren kreislaufbelastenden Faktor stellt der hydrostatische Druck des Wassers dar, der beim Vollbad natürlich größer ist als beim Halbbad.

Hydrotherapien werden bei niedrigem Blutdruck in Form eines Gefäßtrainings durch kurze Kältereize eingesetzt, zum Beispiel durch Wassertreten und Trinkkuren mit natriumhaltigen Heilwässern. Essenzieller Bluthochdruck wird durch Kohlensäurebäder, ansteigende Unterarmbäder und langliegende kalte Wickel behandelt. Der nierenbedingte Bluthochdruck lässt sich durch solche Maßnahmen nicht beeinflussen.

Die Arteriosklerose lässt sich im Frühstadium ohne manifeste Durchblutungsstörungen durch ein Gefäßtraining mit thermischen Reizen, also Jodsolebädern, Jodso-

letrinkkuren, Kohlensäurebädern, Kneippanwendungen, Sauna, Thalassotherapie, Thermalbädern und Wechselbädern behandeln. Bei Arteriosklerose im fortgeschrittenen Stadium sind Wasserkuren zumeist wirkungslos, stärkere Temperaturreize können sogar schädlich sein.
Hydrotherapie ist auch einsetzbar bei Herz- und Kreislaufschwäche, funktionellen Kreislaufstörungen sowie nach Herzoperationen. Diese Behandlungen sollten allerdings nur in spezialisierten Rehabilitations-Kurkliniken durchgeführt werden.
Als Gegenanzeigen gelten akute und chronische entzündliche Herzerkrankungen, Herzmuskelschwäche sowie weitere Herz-Kreislauf-Erkrankungen, die nach der jeweiligen Belastungs- und Reaktionslage des Patienten eine Hydrotherapie ausschließen.

Das Atemsystem

Die hydrotherapeutischen Maßnahmen zielen auf die nervlichen Steuerungsvorgänge der Atemwegsfunktionen. Die Bädertherapie (Balneotherapie) bewirkt durch den hydrostatischen Druck des Vollbades ein intensiveres Atmen des Patienten, was zu bewusstem Atmen anregt. Patienten mit verminderter Beweglichkeit der Brustmuskulatur vertragen große Bäder oft schlecht, obwohl ein Vollbad Atemschmerzen lindern kann. Auch die Temperaturreize des Vollbades – besonders die kalten – erzwingen ein tieferes und häufigeres Durchatmen.
Die tatsächliche Wirkung hydrotherapeutischer Behandlungen ist insofern schwierig einzuschätzen, weil sich der Effekt einer Kur aus einer Vielzahl von Faktoren zusammensetzt. Allein die klimatische Veränderung, Änderung

des sozialen Umfeldes, Verwöhnung und Ruhe im Kurort beeinflussen die Verfassung des Patienten.
Die wenigen fundierten Untersuchungen über die isolierte Wirkung von Wasser als Heilfaktor in der kurmäßigen bzw. kurörtlichen Behandlung haben allerdings ergeben, dass das Wasser positiv wirkt. Dies gilt sowohl für eine allgemeine Erhöhung des Anpassungsniveaus als auch für spezifische funktionelle und organbezogene Wirkungen.
Die Heilanzeigen der Hydrotherapie betreffen überwiegend chronische Erkrankungen, bei denen Störungen der Selbstregulation sowie funktionelle und konstitutionelle Schwächen vorliegen. Akut verlaufende – besonders entzündliche – Krankheiten sind seltener indiziert, stellen im Gegenteil zumeist Gegenindikationen dar.

Formen der hydrotherapeutischen Anwendungen

In der Hydrotherapie gibt es vier Hauptgruppen von Wasseranwendungen:

Waschungen: Teile des Körpers oder der gesamte Körper werden mit einem nassen (zumeist kalten) Lappen abgewaschen. Waschungen eignen sich besonders für bettlägerige Menschen. Die beste Zeit für eine Waschung ist früh am Morgen.

Güsse mit einem fingerdicken Wasserstrahl: Schrauben Sie vom Duschschlauch den Brausekopf ab und stellen Sie den Wasserstrahl so ein, dass er etwa zehn Zentimeter hoch steigt, wenn Sie den Schlauch senkrecht nach oben halten. Beginnen Sie weit vom Herzen, also mit einem Unterschenkelguss an der Ferse, und arbeiten Sie sich dann langsam zum Herzen hin (vorher den Arzt befragen!).

Wickel, Auflagen, Kompressen, Packungen: Diese Maßnahmen wirken mit dem Prinzip des Wärmeentzuges und der Wärmebildung durch die körpereigene Temperaturregelung.

Bäder: Neben dem Vollbad gibt es verschiedene Teilbäder, etwa das Armbad, das Fußbad, das Sitzbad. Diese Teilbäder stellen eine sehr intensive Wasseranwendung dar.

Diese vier äußerlichen Wasseranwendungen können mit verschiedenen Temperaturen kombiniert werden:

Kalt: Das Wasser sollte zwischen 12 und 18 °C kalt sein. Mit sehr kaltem Wasser dauert die Anwendung nur wenige Sekunden, bei Wasser von 18 °C sollten 30 Sekunden nicht überschritten werden.

Ansteigend: Mit dieser Anwendung können Sie sich aufwärmen und die Durchblutung verbessern. Beginnen Sie zunächst mit 33 °C warmem Wasser, und erhöhen Sie die Temperatur binnen 15 Minuten auf 37 °C.

Wechselwarm: Diese Anwendung ist die intensivste Form des Gefäßtrainings. Sie beginnt immer warm (37 °C) und endet nach zwei- bis dreimaligem Wechsel immer mit kaltem Wasser.

Im Folgenden beschreibe ich konkrete Wasseranwendungen. Einen Teil davon können Sie selbst durchführen – in Ihrem Badezimmer, im örtlichen Schwimmbad, in einer Saunaanlage. Für die meisten ist jedoch eine ärztliche Anleitung und Begleitung oder zumindest die Begleitung eines ausgebildeten Bademeisters oder Hydrotherapeuten notwendig. Denn viele der Anwendungen können auf dem Weg zur Heilung zunächst eine erhebliche Belastung Ihres Organismus darstellen. Daher werde ich nicht in anwendungstechnische Details gehen, sondern Ihnen die gesundheitstechnischen Bezüge darstellen. Die Beschreibungen sollen Ihnen als Anregungen dienen, was Sie für sich tun können.

Wasseranwendungen nach Vinzenz Prießnitz

Der Bauer Vinzenz Prießnitz (1799–1851) war in der neueren Zeit einer der Ersten, die Wasser ganz konsequent zur Heilung anwendeten. Er war ein »Selfmademan«, der seine Wasserkuren durch Versuch und Irrtum entwickelte. Die Prießnitz-Wickel gegen Husten und Bronchitis sind noch heute bekannt und werden besonders bei Kindern angewendet. Das kalte Wasser des Wickels wird durch die Körpertemperatur aufgewärmt, und die sich dabei entwickelnde feuchte Wärme leitet eine Heilung ein. Es ist also die Reaktion des Körpers auf das zunächst kalte Wasser im Wickel, das die Selbstheilungskräfte des Organismus stärkt und ihn den Kampf gegen Husten und Bronchitis aufnehmen lässt. Auslöser sind dabei die Kälterezeptoren in der Haut. Das geschwächte Gewebe in der Tiefe wird gereinigt, entgiftet und regeneriert.

Wasseranwendungen nach Sebastian Kneipp

Die Kneipptherapie nach Pfarrer Sebastian Kneipp (1821–1897) wird seit über hundert Jahren erfolgreich angewendet. Sie besteht aus einem System von fünf sich gegenseitig stützenden Einzelkomponenten: Wassertherapie, Bewegungstherapie, Ernährungstherapie, Ordnungstherapie und Pflanzentherapie. Von diesen ist das Wasserheilverfahren das bestimmende Merkmal, es wird in den Kneippkurorten auch am konsequentesten eingesetzt.

Die Kneipptherapie nutzt die Heilkräfte des Wassers. Sie zielt auf die Vorbeugung, Linderung, Heilung und Nachbehandlung insbesondere funktioneller und chronischer Erkrankungen. Mit anregenden und dämpfenden Reizen wirkt sie auf die Funktions- und Regulationskreise des Organismus. Akute Erkrankungen sind bei der Kneipptherapie weniger oft indiziert. Denn sie arbeitet mit Reizen, deren heilende Wirkungen durch Adaptationen schrittweise und damit langsam aufgebaut werden; eine akute Erkrankung verlangt aber eine schnelle, intensive Therapie und starke Reize, die den Organismus noch stärker belasten würden.

Generell dient die Wasserbehandlung nach Kneipp der unspezifischen Steigerung der Abwehrkräfte und somit der Vorbeugung gegen Erkältung und Stressanfälligkeit sowie zur Behandlung durchblutungsbedingter und nervlich bedingter Erkrankungen. Sie wird auch zur spezifischen Behandlung von Stoffwechselstörungen und hormonellen Störungen sowie von Erkrankungen des Bewegungsapparates eingesetzt, vor allem bei entzündlichen und degenerativen Erkrankungen des rheumatischen Formenkreises. Weitere Indikationen sind Erkrankungen des Nieren- und Blasensystems sowie der Atemwege und Frauenkrankheiten. Die Anzahl der Indikationen ist groß, und die Kneipptherapie kennt zu ihrer Behandlung über 120 Anwendungen.

- Als *schwache Reize* gelten Teilwaschungen und Teilbäder sowie Wechselteilbäder und kleine Güsse.
- Als *mittlere Reize* wirken Ganzwaschungen, Trockenbürsten, Wassertreten, Halbbad kalt und Halbbad mit kalter Abgießung, ansteigende Teilbäder von 33 bis 39 °C innerhalb von 10 bis 15 Minuten, Wechselgüsse und kleinere und mittlere Wickel (Kurzwickel).
- *Starke Reize* sind kalte Güsse, heißer Lumbalguss, heiße Blitzgüsse, Dreiviertel- und Vollbäder mit kalter Abgießung, ansteigende Teilbäder von 33 bis 42 °C innerhalb von 20 bis 25 Minuten, Wechselsitzbäder, große Wickel (Ganzwickel), Heusack, Leibauflagen.

Diese Einstufungen sollten jedem, der Kneippanwendungen zu Hause durchführen will, bekannt sein. Am besten ist es, die Anwendungen zuvor mit einem fachkundigen Therapeuten abzustimmen, da eine falsche Einschätzung und Anwendung schnell gesundheitsschädigend wirken kann.

Waschungen

Waschungen gelten als die mildeste Form der Wasseranwendungen. Sie eignen sich sowohl für Gesunde zur vorbeugenden Abhärtung als auch für Schwerkranke zum schonenden Reaktionstraining. Bei den Behandlungen wird der gut durchwärmte »Patient« möglichst im Bett strichweise mit einem zuvor in kaltes Wasser getauchten

Tuch gewaschen. Für die zügig vorgenommenen Waschungen wird der jeweilige Körperteil kurz aufgedeckt und nach dem Waschen in nicht abgetrocknetem Zustand sofort wieder zugedeckt. Es ist sehr wichtig, dass der Körper sowohl beim Waschen als auch anschließend nicht auskühlt und dass er sich nach dem Zudecken sofort wieder erwärmt. Die anschließende Ruhephase dauert etwa 30 bis 50 Minuten. In dieser Zeit zeigt ein prickelndes Wärmegefühl in der Haut an, dass die beabsichtigte Durchblutungssteigerung gelungen ist.

Die kalten Waschungen und das Nichtabtrocknen setzen auf der Haut Kältereize, die die Blutgefäße in den gewaschenen Hautrealen verengen. Die Haut wird blass und kalt. Der Körper reagiert darauf, indem er die betroffenen Haustellen wieder aufwärmt: Die verengten Blutgefäße erweitern sich, das Blut strömt zurück, und durch diese Blutfülle erwärmt sich der Körper lokal, unterstützt durch die Bettwärme. Die kurzen kalten Temperaturreize trainieren also die Regulation von Kreislauf- und Wärmehaushalt. Dieses Gefäßtraining führt, besonders bei seriellen Waschungen, zu einer besseren Anpassung an Kältereize aus der Umwelt und bewirkt eine Steigerung der körpereigenen Abwehrkräfte.

Waschungen werden vorzugsweise frühmorgens durchgeführt, wenn der »Patient« noch im warmen Bett liegt. Sie können aber auch abends gemacht werden, wenn eine nachfolgende Aufwärmung – möglichst im Bett – garantiert ist. Für Personen mit geringer Körperwärme eignen sich kalte Waschungen nur bedingt. Lassen Sie sich von einem Therapeuten beraten, ob bei Ihnen warme Waschungen oder wechselwarme Waschungen besser ge-

eignet sind. Denn als Grundsatz für alle Kneippanwendungen gilt, dass falsch ausgewählte oder falsch ausgeführte Behandlungen schaden können.
Wechselwarme Waschungen wirken ebenfalls durchblutungsfördernd, sind aber schonender als kalte Waschungen. Warme Waschungen (ca. 35 °C) werden bei empfindlichen Patienten empfohlen. Heiße Waschungen (ca. 38 bis 44 °C) fördern die Ausscheidung giftiger Stoffe und sind besonders bei Fieber angezeigt.
Je nach Belastungsmöglichkeit der behandelten Person oder Behandlungsziel (Indikation) werden Teilwaschungen oder Ganzwaschungen durchgeführt. Teilwaschungen wirken direkt auf die darunter liegenden Körperteile (beispielsweise dienen Unterkörperwaschungen der Durchblutungsförderung der Beinarterien und Beinvenen), es können aber auch über Körpersegmente weitergeleitete Reize auf die dazugehörigen Organe angestrebt werden (Waschungen des linken Armes sind Training des Herzens). Kalte Unterkörperwaschungen können auch durch die nachfolgenden Gefäßweitstellungen Blut aus dem Oberkörper abziehen.
Durch die Wahl der Wassertemperatur und der zu behandelnden Körperflächen stellen Waschungen ein abgestuftes Verfahren dar. Entsprechend sind die Indikationen weit gefächert von leichten Kreislaufschwächen und nervlichen Dystonien bis hin zu Nachbehandlungen von Herzinfarkt und Schilddrüsenüberfunktionen.

Güsse

Bei den Kneippgüssen werden einzelne Körperteile oder der ganze Körper mit kaltem, heißem oder wechsel-

warmem Wasser übergossen. Angewendet werden Flachgüsse und Druckstrahlgüsse, den Kneippkurgästen auch als Blitzgüsse bekannt. Die Güsse gehören zu den intensiveren Kneippanwendungen. Nach Dr. R.M. Bachmann und G.M. Schleinkofer sind sie mit unterschiedlichen Temperaturen, Lokalisationen, Druckstärken und Anwendungszeiten in drei Reizstufen einsetzbar: Je größer die Differenz der Wassertemperatur zur Körpertemperatur, je zentraler die behandelte Körperfläche, je stärker der Wasserstrahldruck, desto stärker der Reiz.
Am schwächsten sind Flachgüsse. Bei einem Wasserschlauch mit einer lichten Weite von 18 bis 20 Millimeter wird der Wasserhahn so weit aufgedreht, dass das Wasser bei senkrecht gehaltenem Schlauch etwa neun Zentimeter hoch daraus hervorquillt. Das ist der richtige Wasserdruck. Mit ihm wird die Hautfläche zum Beispiel des Unterschenkels so begossen, dass das Wasser die Fläche in einem zusammenhängenden Strahl mantelförmig umschließt. Kneipp selbst hat diesen Guss mit einer Gießkanne ausgeführt – deshalb hieß er im Volksmund »der Pfarrer mit der Gießkanne«.
Das therapeutische Ziel der Kneippgüsse ist die Abwehrsteigerung durch Training und Anpassung. Deshalb können diese Güsse stufenweise gesteigert werden, durch Temperaturen von 8 bis 43 °C und durch Druckstärke. Empfindlichere Personen vertragen warme oder wechselwarme Güsse besser, robustere und trainierte können gut kalte Güsse machen. Die Druckstärke kann vom milden Flachguss bis zum Druckstrahlguss gesteigert werden, bei den Druckstrahlgüssen kommt zum thermischen Reiz der mechanische. Die stärkeren Reize sollten erst nach

einiger Eingewöhnung oder gegen Kurende eingesetzt werden.
Bei den Flachgüssen sind der Knieguss, der Schenkelguss, der Unterguss, der Rückenflachguss, der Armguss, der Oberguss und der Gesichtsguss die bekanntesten. Die großen Vollgüsse sind die reizstärksten. Die Güsse werden zur Stärkung des Kreislaufes – einschließlich der Behandlung venöser Stauungen –, zur Behandlung chronisch entzündlicher Prozesse, zur Stärkung des Bandapparates, zur Behandlung chronischer Bronchitis mit und ohne krampfartige Erscheinungen sowie bei Asthma bronchiale – im anfallsfreien Intervall – eingesetzt.
Druckstrahlgüsse (»Blitzgüsse«) bearbeiten das Gewebe mechanisch. Fast alle Flachgüsse können auch als Blitzgüsse verabreicht werden, deren Wirkung stärker und länger anhaltend ist als die der Flachgüsse. Druckstrahlgüsse sollen wegen der intensiven Reizwirkung bei akuten entzündlichen Prozessen nicht angewendet werden, denn durch die mechanische Wirkung kann die Abgrenzung der Entzündung zur Umgebung gestört werden, und die Entzündung kann sich in andere Körperbereiche ausdehnen. Überschlanke und nervöse Personen sowie Personen mit Schilddrüsenüberfunktion oder verminderter Herzanpassungsfähigkeit sollten Druckstrahlgüsse meiden.
Kalte Güsse können nach warmen Bädern angewendet werden, um die erschlafften Blutgefäße zu tonisieren. Sie helfen auch, ein zu langes Nachschwitzen nach heißen Bädern zu verhindern. Sie können Güsse zu Hause zur Stärkung der körpereigenen Abwehrkräfte durchführen, sollten aber vorher mit einem Therapeuten sprechen.

Wassertreten

Zu den bekanntesten Kneippanwendungen gehört das Wassertreten. Wer hat nicht schon in süddeutschen Ferienorten die beliebten Wassertretbecken gesehen, in denen sich ältere und jüngere Kneippanhänger im Storchenschritt an langen Handläufen entlanghangeln? Das Wassertreten ist fast zu einem Volkssport geworden, und meistens wird es mit einem kurzen Armbad abgerundet.

Durch die vielen intensiven Kaltreize kommt der Kreislauf ganz gehörig auf Trab, man kann fast sagen: Je bedächtiger der Kneippjünger seinen Strochenschritt ausführt (je konzentrierter der Kaltwasserreiz), desto schneller wird der Kreislauf.

Das Wassertreten ist die einfachste Kneippanwendung. Man kann sie auch gut zu Hause durchführen, indem man einen Eimer mit kaltem Wasser vor sich stellt und wechselseitig den rechten und den linken Unterschenkel hineintaucht, insgesamt etwa zwei Minuten lang. Der Temperaturreiz erfrischt Haut, Arterien und Venen, und der ganze Körper fühlt sich wohl. Am Schluss sollten Sie die Beine an der Luft trocknen lassen – das erleichtert dem Organismus die Anpassung an die Umwelttemperatur. Ein abschließendes kurzes beidseitiges Armbad bringt die Arterien und Venen der Arme in Schwung.

Nahe verwandt dem Wassertreten ist das morgendliche Taulaufen oder das winterliche Schneegehen, bei denen über die Fußreflexzonen ebenfalls starke thermische Reize auf den gesamten Organismus gesetzt werden. Tautreten und Schneelaufen erfrischen für viele Stunden!

Wickel, Auflagen, Kompressen und Packungen

Die Wickel und ihre Varianten gehören zu den wichtigsten Anwendungen der Hydrotherapie und der Krankenpflege. Wird ein Körper in ein feuchtkaltes Tuch eingewickelt, wird ihm zunächst Wärme entzogen, dabei verengen sich die Gefäße. Wenn dieser Wärmeentzug allmählich abklingt, stellt der Körper als Gegenreaktion den Kreislauf auf eine vermehrte Wärmebildung um. Die Gefäße erweitern sich, die Kreislaufwiderstände werden verringert, und das Ganze geht langsam vor sich, weshalb Wickel auch bei Leistungsminderung des Herzens gut sind. Der Wickel nimmt die vermehrte Körperwärme auf, die auf den Körper zurückstrahlt. Kreislauf und Venen stabilisieren sich.

Wickel können sehr breit angewendet werden, bei vielerlei entzündlichen Prozessen im Kopf- und Lungenbereich, im oberen und unteren Magen- und Bauchraum, im gynäkologischen Bereich, an den Extremitäten und bei rheumatischen Erkrankungen. Wegen der Vielzahl der Indikationen und Wickelformen ist es sinnvoll, sich von einem versierten Kneipptherapeuten beraten zu lassen.

Bäder

Auch die Bäder gibt es in verschiedenen Variationen. Die Temperatur, Flächenausdehnung und Badedauer richten sich nach der individuellen Belastbarkeit bzw. Reaktionsfähigkeit. In Bezug auf die Temperatur kann zwischen kalten Bädern, ansteigenden, warmen und wechselwarmen Bädern gewählt werden, bei den behandelten Flächen kommen Teilbäder und Vollbäder in Frage, die Badedauer liegt je nach Anwendungsform zwischen sechs Sekunden und 25 Minuten.

Die *kalten Bäder* dienen der vorbeugenden Gesundheitspflege und dem Training des Kreislaufs und Wärmehaushalts. Die Anwendungen sind kurz: Zuerst ziehen sich die Gefäße zusammen, worauf die Haut mit Blässe reagiert, danach erweitern sich die Gefäße, worauf die Haut mit Rötung reagiert. Kalte Bäder dürfen bei allen arteriosklerotischen Personen nicht angewendet werden. Aber in einer Frühphase von Kreislauferkrankungen unterschiedlicher Arten sind kalte Bäder eine erfolgreiche Indikation.

Hauptkennzeichen der *ansteigenden Bäder* ist der sehr langsam gesteigerte Wärmereiz. Damit soll eine allmählich fortschreitende Erregung der Wärmerezeptoren der Haut erreicht werden, und zwar in einer Anpassung der Herz- und Kreislaufregulation an die Wärmereize. Nach Dr. Herbert Krauß kann die Temperatursteigerung des Wassers erfolgen, indem entweder heißes Wasser aus der zentralen Wasserleitung periodisch nachgegossen wird oder eine teilautomatische Vorrichtung für einen kontinuierlichen Zulauf von Wasser geeigneter Temperatur sorgt oder ein elektrisch beheiztes System den gewünschten Temperaturablauf vollautomatisch regelt. Gerade mit den milden Reizen der warmen, langsam in der Temperatur ansteigenden Teilbäder ist eine weit reichende Allgemeinwirkung zu erzielen, die von der Verbesserung koronarer Durchblutung über Lungenentzündungen bis zu Behandlungen von Nieren- und Gallenkoliken sowie Weichteilrheumatismus reicht. Dr. Krauß weist darauf hin, dass selbst bei Personen, denen auf Grund schwerer

Durchblutungsstörungen von Überwärmungen abgeraten werden muss, durch Überwärmung korrespondierender Körperteile in Teilbädern als Reflex eine gleichsinnige Reaktion auf der Körpergegenseite ausgelöst werden kann.

Das *Überwärmungsbad* ist eine Sonderform des ansteigenden Vollbades. Mit ihm soll in einem relativ lang andauernden, nach der individuellen Reaktionslage gestuften Prozess die Körpertemperatur gesteigert werden. Durch die hohe Körpertemperatur können einige Krankheitserreger geschädigt werden sowie chronische Entzündungsprozesse aktiviert werden (Personen mit tuberkulösen Lungenerkrankungen und Zahnherden sollten keine Überwärmungsbäder nehmen!).

Eine örtliche Überwärmung kann Tumorwachstum hemmen und zu einem Abbau tumorösen Gewebes führen. Tumorpatienten sollten diese Bäder auf jeden Fall nur in Abstimmung mit ihrem Arzt durchführen.

Bei den Überwärmungsbädern ist der ganze Körper unter Wasser, die bei körperlicher Erhitzung in Kraft tretenden Regulationsmechanismen wie Schwitzen sind ausgeschaltet. Stattdessen strömt die Hitze des Wassers in den Körper hinein. Deshalb müssen auch Herz-Kreislauf-Kranke vor Anwendung der anstrengenden Überwärmungsbäder unbedingt ihren Arzt konsultieren.

Wechselwarme Bäder beruhen auf dem Prinzip des wiederholten Wechsels von Wärme- und Kältereizen, überwiegend bei Teilbädern. Im Gegensatz zu kalten Bädern können auch reaktionsschwache Personen mit ungenügender eigener Wärmeleistung diese Bäder nehmen. Wechselwarme Bäder sind reizstärker als ansteigende Bäder.

Das Dampfbad

Das Dampfbad ist eine der mildesten Formen der Kneippanwendungen. Dennoch riet Kneipp auch hier zur Umsicht – ein Zeichen, wie sehr er sich der Wirkung selbst seiner sanftesten Wasserbehandlungen bewusst war. Deshalb ist ein Baden unter ärztlicher Anleitung ratsam.

Im Allgemeinen werden bei Kneipp Teildampfbäder angewendet. Am bekanntesten ist vielleicht das Kopfdampfbad (Gesichtsdampfbad), das auch zu Hause durchgeführt werden kann. Mit ihm können akute und chronische Nebenhöhlenentzündungen behandelt werden, Erkältungen, Schnupfen, Rachen- und Bronchialkatarrhe sowie Husten. Auch Hautunreinheiten, wie Mitesser oder Akne, können beseitigt werden. Das Dampfbad verbessert die Durchblutung, löst Schleim, entkrampft, fördert Schwitzen und damit Hautausscheidungen.

Oft werden dem Wasser Kräuter oder Kräuterextrakte, wie Kamille, Eukalyptus, Pfefferminze, Heublumen oder Salbei, zugegeben, um die Wirkung des heißen Dampfes zu erhöhen und spezifische Wirkungen der Inhalation zu bewirken.

Das Sitzdampfbad ist ein Ganzkörperdampfbad, bei dem nur der Kopf nicht einbezogen wird. Der Patient ist in Decken eingehüllt, der Dampf steigt von unten auf und zieht zwischen die Haut und die Decken.

Ganzkörperdampfbäder werden in Kurbädern und Saunen auch außerhalb von Kneippkuren durchgeführt, zum Beispiel bei Erkrankungen der Atemwege, des Stoffwechsels oder der Haut. Dampfbäder können für den Organismus allerdings eine große Belastung darstellen, weil die hohe Luftfeuchtigkeit – zum Beispiel im Gegensatz zum Saunabaden – nicht nur kurzfristig, sondern das ganze

Bad über anhält. Ganzkörperdampfbäder sollten deswegen nur mit ärztlicher Zustimmung bzw. unter ärztlicher Aufsicht stattfinden, wenn Erkrankungen oder besondere Empfindlichkeiten bestehen.

Das Saunabad

Eines der ältesten Heilmittel der Volksheilkunde erfreut sich noch immer großer Beliebtheit: das Saunabad. Im antiken Rom und bei den Germanen war es ein beliebtes Mittel zur körperlichen Reinigung und zur Entspannung von Leib und Seele. Heute wird es nach wissenschaftlicher Erforschung seines Wirkungsmechanismus mit ausführlichen Indikations- und Gegenindikationslisten auch therapeutisch genutzt.
Das Saunabad lebt hauptsächlich vom Wechsel der Reize heiß und kalt. Auf das Heißluftbad mit Temperaturen von 60 bis 90 °C (dieses Temperaturgefälle besteht im Allgemeinen in einer Sauna zwischen Bodenluft und Höhenluft) folgt ein Kältereiz mit kaltem Wasser in Form von Waschungen, Güssen oder Tauchbad.
Beim Erwärmen durch die relativ trockene Saunaluft wird die Körpertemperatur um etwa 1 bis 2 °C bis auf 40 °C gesteigert. Nach etwa zwei bis zwölf Minuten beginnt der Körper Schweiß abzusondern. Mit dem Schweiß werden Schlackenstoffe aus Fett- und Bindegewebe ausgeschieden, was nicht nur für die Giftausscheidung günstig ist, sondern auch für den Kreislauf physiologisch notwendig, weil ein Hitzestau ohne Schwitzen das Herz sehr belasten würde. Diejenigen, die in einer Sauna nicht schwitzen können, sollten ihren Arzt befragen!

Durch den intensiven Wärmereiz auf der Haut erhöht sich die Pulsfrequenz um bis zu 60 Prozent. Entsprechend werden die Blutumlaufgeschwindigkeit und die Blutmenge, die das Herz pro Minute pumpen muss, um 50 bis 60 Prozent erhöht. Diese Anstrengung für Herz und Kreislauf wird in der Sauna normalerweise gut verarbeitet. Das Saunabad gilt als Mittel zur Kreislaufstärkung durch Anpassung an höhere Anforderungen. Regelmäßige Saunabesuche kräftigen das Abwehrsystem.

Im Allgemeinen werden die Ruhe und das Sitzen als das besonders Wohltuende und Entspannende am Saunabad empfunden. Gleichwohl weist Dr. Krauß darauf hin, dass eine gewisse Bewegung des Körpers oder der Luft für den vollen Saunaerfolg notwendig ist, weil sich auf der Körperoberfläche eine von den Körperhaaren gehaltene Luftschicht bildet, deren Temperatur auf Grund der Verdunstung des Schweißes relativ niedrig ist. Diese Luftschicht »isoliert« den Saunabenutzer von der hohen Raumtemperatur. Bewegt er sich, kann die Saunahitze besser auf die Haut einwirken.

Neben der Lufttemperatur ist die Feuchtigkeit der Luft ein wichtiger Wirkfaktor. Die Luftfeuchtigkeit hat zwei Seiten: Zwar steigt mit ihr die Wärmekapazität der Luft, weil Wasser ein guter Wärmespeicher und -leiter ist. Gleichzeitig wird jedoch die Körperhitzeverdunstung durch Schwitzen erschwert, was für den Körper eine erhöhte Belastung darstellt. Wenn also in der Sauna Aufgüsse auf den heißen Ofen gemacht werden, steigt mit der Temperatur auch die körperliche Belastung. Jeder Benutzer muss auf seine individuelle Belastungsfähigkeit achten – diese ist ein wesentliches Kriterium für einen Saunabesuch.

Generell kann durch den Saunabesuch die Kreislauftätigkeit gestärkt werden, aber wer unter starkem, durch Arteriosklerose bedingten Bluthochdruck oder an Herzerkrankungen leidet, sollte vom Saunabesuch absehen. Das Saunabad ist bei Erkrankungen der Atmungsorgane angezeigt: Bronchitiden und Asthma bronchiale können durch das Einatmen der sehr heißen trockenen oder feuchten Luft wesentlich gebessert werden. Auch hier wirkt die Wärme primär im Sinne eines Abwehrtrainings. (Tuberkulosekranke dürfen allerdings nicht in die Sauna. Vorsicht auch bei Schilddrüsenüberfunktionen!) Die Hitze hilft bei rheumatischen Beschwerden und trägt zur Entspannung verspannter Muskeln bei; auch versteifte Gelenke können sich unter Wärmeeinfluss besser bewegen (lassen).
Ein weiterer Reizfaktor in der Sauna ist der Kältereiz. Gerade der Hitze-Kälte-Wechsel wirkt bei vielen Erkrankungen lindernd. Wichtig ist auch hier die Reizabstufung entsprechend der individuellen Anpassungsfähigkeit. Der mildeste Temperaturwechsel ist der zwischen dem Aufenthalt in der Sauna und dem im Freien. Die kalten Wasseranwendungen mit nassem Tuch, Flachgüssen oder Tauchbad im Kaltwasserbecken führen zu stärkeren Temperaturwechseln.
Die Indikationen für Wechselreize sind Erkältungen, Abwehrschwäche, Wärmeregulationsschwächen. Als Gegenanzeigen können alle aktuellen Erkrankungen gelten. Deswegen sollte sich jeder, der bereits krank ist, vor einem Saunabesuch mit seinem Hausarzt beraten.
Fazit: Wenn auch die feuchtheiße Luft viele positive Wirkungen hervorruft und viele Saunabesucher gerade diese lieben, so ist das charakteristische Kennzeichen des

Saunabades doch die trocken-heiße Luft. In diesem Punkt unterscheidet sie sich vom Dampfbad.

Das römisch-irische Dampfbad

Im Gegensatz zur Sauna ist im römisch-irischen Dampfbad die heiße Luft die ganze Zeit mit Dampf gesättigt oder gar übersättigt. Der Besucher des Bades hält sich in mehreren unterschiedlichen Räumen auf: Trockene Normalluft- und Heißlufträume wechseln ab mit Dampfluft-räumen, in denen sich die Besucher in den Dampfschwaden gegenseitig kaum sehen können. Zwischendurch und am Schluss werden in die Anwendungen Abkühlungen in Luft und Wasser eingebaut.

Das römisch-irische Dampfbad, auch römisch-russisches Dampfbad genannt, kann bei allen rheumatischen Erkrankungen aufgesucht werden, außer bei akutem Gelenkrheuma. Chronische Hauterkrankungen heilen ab oder bessern sich, Erkältungskrankheiten verschwinden, auch der Kreislauf wird stabiler. Allerdings gehören schwere Herz-Kreislauf-Erkrankungen zu den Gegenanzeigen. Auch Lungentuberkulose- sowie Asthmakranke dürfen nicht in das Dampfbad gehen, ihre Krankheit kann sich rapide verschlechtern.

Das Dampfbad ist wegen der hohen Luftfeuchte für Herz und Kreislauf eine stärkere Belastung als die Sauna. Der heiße Dampf erschwert die Atmung und die Schweißverdunstung, Hitzestaus können den Gesamtorganismus stark belasten. Deshalb ist das ganzkörperliche Dampfbad nur für Gesunde oder Kranke mit kräftiger Konstitution geeignet. Bei allen Dampfbädern und Saunabädern soll der Besuch mit einer ausgiebigen Ruhephase abschließen. Da der Körper durch das Schwitzen viel Wasser verloren hat, muss man danach entsprechend viel trinken.

Die Kältetherapie

Kommen wir noch zu einer Sonderform, bei der es nicht um Wärme oder Hitze geht, sondern um das Gegenteil: die Kälte. Von den Kneipp'schen Waschungen, Wickeln, Güssen und Bädern wissen Sie schon, dass die Kälte therapeutisch zur Anregung der Kälterezeptoren in der Haut (und damit zur Abwehrsteigerung) oder zur Durchblutungsförderung mit ihren Begleitwirkungen eingesetzt werden kann.

Die Kältetherapie (Kryotherapie) ist eine lokale Behandlung, bei der etwa −19 °C kalte Kühlkompressen aufgelegt werden. Damit wird dem betroffenen Hautareal und auch dem Unterhautgewebe die Körperwärme entzogen. Die Kühlungseffekte sind wesentlich intensiver als bei den oben beschriebenen Kneippanwendungen. Es werden zum Beispiel Schmerzempfindungen abgebaut und Muskelverspannungen aufgelöst (Schmerz erhält Muskelverspannungen).

Entsprechend stehen in der Kryotherapie akut-entzündlicher und chronisch-entzündlicher sowie degenerativer Gelenkrheumatismus im Mittelpunkt. Verstauchungen und Zerrungen des Bewegungssystems werden ebenso erfolgreich behandelt.

Die Bädertherapie in Kurbädern als Spezialbereich der Hydrotherapie

Die Bädertherapie (Balneotherapie) kann auf eine jahrtausendealte Tradition zurückblicken. Sie wurde schon vor und von Hippokrates eingesetzt. Nachdem sie unter den Einflüssen der naturwissenschaftlichen Medizin vorübergehend in Vergessenheit geraten war, hat sie heute dank Pfarrer Kneipp und seinen Schülern wieder ihren berechtigten Platz. Allerdings ist sie in Zeiten des Sparens immer wieder gefährdet, denn Kuren werden dann gern gestrichen.

In Deutschland gibt es etwa 360 anerkannte Bäder und Kurorte. Sie sind größtenteils Mineral- und Thermalwasser-Kurorte. Ihre Heilanzeigen lassen sich schematisch nach Organsystemen und Fachbereichen wie folgt zusammenfassen:

- Erkrankungen von Herz und Kreislauf
- Erkrankungen der Atemwege
- Erkrankungen des Verdauungssystems (Magen, Darm, Leber, Galle, Stoffwechsel)
- Erkrankungen der Nieren und harnabführenden Wege
- Erkrankungen des Bewegungsapparates einschließlich entzündliche rheumatische Erkrankungen
- Erkrankungen der Nerven sowie psychosomatische Leiden
- Hauterkrankungen
- Frauenerkrankungen

In den Kurorten werden für diese Indikationen im Wesentlichen folgende Bäder angeboten:

- *Kohlensäurebäder* (Säuerlinge): 80 Prozent der natürlichen Quellen enthalten Kohlensäure. Ein Bad in kohlensäurehaltigem Wasser kann die Durchblutung fördern.
- *Schwefelbäder* enthalten mindestens 1 Milligramm Schwefel pro Liter. Der Schwefel liegt dabei zumeist als gebundener Schwefelwasserstoff vor. Dieser kann durch die Zellwände der Haut dringen. Ein Schwefelbad fördert ebenso wie homöopathisierter Schwefel die Entgiftung des Körpers.
- Mineralquellen mit einer Salzkonzentration ab 1,5 Prozent bezeichnet man als *Solebäder.* Salzhaltige Quellen und Wässer wie das Tote Meer helfen bei chronischen Hautentzündungen, besonders bei der Schuppenflechte (Psoriasis).
- Wenn das Wasser mit mehr als 20 °C aus der Erde austritt, spricht man von *Thermen.* Ein Thermalbad lindert vor allem Beschwerden des Bewegungssystems.

Im Bad (besonders beim Vollbad) wirkt, wie schon erwähnt, der auf dem Körper lastende Wasserdruck auf die inneren Organe (siehe »Hydrotherapie ist Reiztherapie«, Seiten 226 ff.). Der Druck ist zwar nicht sehr stark, aber doch immerhin ausreichend, um die Einatmung zu erschweren, was durch vertieftes Atmen überwunden werden kann, was wiederum ein Training der Zwischenrippenmuskulatur bewirkt. Das Ausatmen im Bad hingegen wird durch den hydrostatischen Druck erleichtert. Im Bauchbereich und an den Extremitäten setzt sich der hy-

drostatische Druck leicht vermindert ins Körperinnere fort und führt dort zu einer Druckbelastung der inneren Organe. Zusammen mit einer vertieften »Bauchatmung«, bei der auch die unteren Partien der Lunge belüftet werden und dadurch das Zwerchfell herabgedrückt wird, kommt es zu einer gewissen »Massage« der Baucheingeweide und zu einer Sogwirkung, die sogar die Venendurchblutung fördern kann.
Hingegen wirkt der Auftrieb, den der Körper durch das Wasser erhält, entlastend. Der Körper verliert beim Eintauchen so viel Gewicht, wie das von ihm verdrängte Wasser wiegt. Das ist bei höher konzentrierten Flüssigkeiten, zum Beispiel bei Mineralwasser, so gut wie identisch mit dem Körpergewicht, dadurch wird der Körper fast schwerelos. Dieser Effekt wird therapeutisch bei Muskelschwäche oder anderen statischen Bewegungseinschränkungen für Übungen (Bewegungsbad, Unterwassergymnastik) genutzt.
Die Wirkung eines Warmwasserbades beruht auf der Durchblutungssteigerung. Die Hautzellen, besonders die der unteren Keimschicht, werden zum vermehrten Stoffwechsel und anderen Funktionssteigerungen angeregt. Zusätzlich haben warme Bäder durch eine vegetative Umstimmung und damit verbundene allgemeine Entspannung der Körpermuskulatur und anderer Organe einen beruhigenden Effekt auf den Organismus – der Körper entspannt und erholt sich, wenn das Bad mit innerer Ruhe genommen wird. Das hat auch Auswirkungen auf übererregte Nerven.
Die Temperatur des Wassers beeinflusst den Bluthormonspiegel: 28 °C warmes Wasser steigert die Produktion des Nebennierenrindenhormons Kortisol und des Hypophy-

senhormons TSH, während 40 °C warmes Wasser den Kortisolspiegel absinken lässt (der sich allerdings bald wieder normalisiert) und die Produktion des Wachstumshormons und des blutdrucksteigernden Hormons Renin anregt. Heiße Bäder führen zu einer allgemeinen Erhöhung der Körpertemperatur, was sich bei Erkältungen günstig auswirkt, weil Bakterien bei hoher Körpertemperatur geschädigt werden (zu diesem Zwecke entsteht Fieber). Allerdings muss bei Hyperthermiebädern die individuelle Herz-Kreislauf-Situation berücksichtigt werden. Diese gesundheitsfördernden Wirkungen können noch durch Badezusätze erhöht werden, wie durch Schwefel oder Kräuterextrakte. Wenn man nach dem Bad den Körper mit (Kräuter-)Öl einreibt, kann das die Wirkung ebenfalls steigern.

Kurbäderverzeichnis
Im Internet finden Sie unter www.kubis.de eine Datenbank der 367 eingetragenen Kurorte. Hier können Sie unter »Schnellsuche« Kurorte und Anschriften anklicken. Ferner ist es möglich, unter »Profisuche« Kurbäder nach Heilanzeigen, Bundesländern und Höhenlage zu suchen.

Heilige Quellen

Tausende Menschen schwören auf die Heilkraft heiliger Quellen und heiliger Brunnen. Sie haben die Heilkraft selbst erlebt oder jenseits allen Zweifels an anderen beobachtet. Was unterscheidet diese heiligen Quellen und Brunnen von anderen »nicht heiligen« Quellen und Brunnen?

Wenn es um die Heilkraft des Wassers geht, gibt es immer eine zentrale Antwort: Die elektromagnetischen Felder bzw. Schwingungen erzeugen die Heilkraft. So hat beispielsweise die italienische Biologin Dr. Enza Ciccolo das Wasser der Quellen von Lourdes und anderen heiligen Quellen untersucht. Ihr Befund war: Das Lourdes-Wasser enthält alle Spektralfarben des Lichtes, also des Regenbogens. Die Heilkraft des Lourdes-Wassers kann also als ein Lichtphänomen interpretiert werden.
Die heilsame Wirkung für Kranke scheint darin zu bestehen, dass die im Lourdes-Wasser (und in anderen »heiligen Wässern«) vorhandenen Sonnenlichtfrequenzen mit den Kranken in Resonanz gehen, etwa indem sie im Organismus vorhandene physiologische (Heil-)Schwingungen verstärken (konstruktive Interferenz).
Das große Geheimnis der Heilkraft von Wasser liegt wohl vor allem in den Frequenzen des Wassers, die auf den menschlichen Organismus einwirken. Sind die förderlich, dann haben sie eine heilende Wirkung.

Wasser und Gefühle

Woran denken Sie spontan beim Wort »Wasser«? An die chemische Formel H_2O? An einen spiegelglatten See bei Sonnenuntergang? An einen reißenden Gebirgsbach? An einen rauschenden Wasserfall? An das kühle Nass, das Sie beim Schwimmen umströmt? An das Murmeln eines Baches im tiefen Wald? An den Wasserstrahl, der auf die Turbinen eines Elektrizitätswerkes stürzt? An den ersten erfrischenden Schluck, den Sie nach einer langen Wanderung in sengender Sonne aus Ihrer Wasserflasche nahmen? An den klaren Wasserstrahl, der den Schmutz aus einer Wunde wäscht? An einen verschmutzten Tümpel in der Wüste, aus dem die Eingeborenen Trinkwasser schöpfen? An ein von Müll belastetes Rinnsal, das sich durch ein Industriegebiet wälzt? An Ihren letzten Segeltörn, bei dem Sie vor Freude kreischend von der Bordwand ins Wasser hüpften? An das Wasserskivergnügen, bei dem Sie diesmal alle Runden »oben blieben«? An eiskalte Tropfen, die beim ersten Sonnenschein von Eiszapfen herunterfallen? An die Regentropfen, aus denen die Sonne einen prächtigen Regenbogen bildet? An das abgestandene Schmutzwasser im Abwascheimer? An eine hohe Welle, die Sie in gischtender See umgeworfen hat? Nehmen Sie sich einen Moment Zeit, und spüren Sie Ihren Gedanken nach: Sind sie ganz vernunftbetont, oder sind sie mit starken Emotionen verbunden?

Wasser ist geradezu prädestiniert für starke Gefühle. In der Mythologie ist es ein Symbol der Seele. In der Architektur erfreuen uns kunstvolle Wasserbrunnen mit lieblichen Wasserspielen. In der Kunst begeistern uns farbenfrohe Wassergemälde. Wir lauschen entrückt Mozarts Wassersymphonien. Ohne Zweifel ist Wasser ein Element, das unsere Emotionen anspricht. Und da Emotionen direkt in Neuropeptide umgesetzt werden, wirken Ihre Emotionen direkt auf Ihren Körper und Ihr Körperempfinden ein. Beim Wasser glücklicherweise zumeist positiv.

Schon das Gefühl, das richtige Wasser zu trinken oder die richtige Wasseranwendung zu machen, trägt zum Heilerfolg bei. Die Wirkung von Wasser auf die eigene Gesundheit hängt also auch stark von seiner *angenommenen* Wir-

kung ab. Das bedeutet: Wenn wir dem Wasser, das wir trinken oder mit dem wir eine Anwendung machen, eine Wirkung zuschreiben, dann wird diese auch sehr wahrscheinlich eintreten. Ich habe dies häufig beobachten können. Wenn wir dem Wasser auf Grund vermuteter oder festgestellter Schadstoffe bzw. Schadstoffschwingungen eine gesundheitsschädigende Wirkung zuschreiben, dann wird diese mit einer gewissen Wahrscheinlichkeit eintreten. Wenn wir hingegen dem Wasser eine gesundheitsfördernde Wirkung zuschreiben, wird auch diese verstärkt.
In der Psychologie nennt man das eine sich selbst erfüllende Prophezeiung. Das bedeutet, dass das, was man erwartet, auch tatsächlich eintrifft. Warum sollte dies beim Wasser anders sein? Die erwartete Wirkung wird den wirklichen Effekt stark beeinflussen.

Sich selbst erfüllende Prophezeiung

Nicht nur die objektiven Quantitäten und Qualitäten des Wassers üben ihre Wirkungen auf unsere Gesundheit aus, sondern auch und besonders unsere subjektive Einschätzung der voraussichtlichen Wirkung des Wassers.

Je mehr man vor den gesundheitsschädigenden Schadstoffen oder deren Schadstoffschwingungen Angst hat, desto eher wird das Wasser unserer Gesundheit schaden. Und je überzeugter man ist, dass das eigene Regulationssystem schon mit diesen Dingen fertig wird, desto eher wird das Immunsystem psychosomatisch gestärkt und wird tatsächlich mit diesen Dingen fertig.

Nachwort
Wasser – eine goldene Quelle für multinationale Konzerne

»Die Vermarktung nicht nur von Wasser, sondern auch anderer Teile der Natur und des Lebens selbst sind das Wesensmerkmal der heutigen konzerngesteuerten Globalisierung.«

BARLOW UND CLARKE IN »BLAUES GOLD«

Wir glauben, Wasser gibt es im Überfluss. Das ist ein Irrtum. Die Wasservorräte unseres Planeten sind begrenzt, besonders die Vorräte an frei verfügbarem Süßwasser. Aber wir verschleudern es, als könnten wir es beliebig vermehren. Nur wenigen Menschen ist das bewusst. Zu ihnen gehören die Manager der großen international agierenden Wasserkonzerne, allen voran die der großen internationalen Mineralwasserkonzerne. Sie wissen, dass Wasser ein Produkt mit großer Zukunft ist. Wir alle sind von ihm abhängig, wie die Wirtschaft vom Erdöl. Und in dieser Abhängigkeit sieht die private Wasserwirtschaft ihre Chance.

Wasser ist ein natürliches Element dieses Planeten. So wie die Erde und die Luft gehörte es ursprünglich niemandem. Aber so, wie sich die Menschen die Erde untertan machten, wie die Stärkeren sie in persönlichen Besitz nahmen und kommerzialisierten, so versuchen auch jetzt die Stärkeren, das Wasser in Besitz zu nehmen und zu kommerzialisieren.

Ohne Wasser kann kein Mensch (über)leben. Wasser ist eine Lebensnotwendigkeit. Wem also gehört das Wasser? Die derzeitigen Diskussionen, ob Wasser ein öffentliches oder ein privates Gut sei, ob es zur Daseinsvorsorge gehöre oder eine Handelsware sei, ob es ein Gemeingut oder ein Wirtschaftsgut sei, ob es ein menschliches Grundrecht oder ein Geschäft sei, sind absurd und nur unter dem Gesichtspunkt der grenzenlosen Vermarktung von allem und jedem zu verstehen.

Reines Wasser, so heißt es in einem Schlussdokument des Haager Weltwasserforums 2000, sei kein Menschenrecht, sondern ein Bedürfnis und damit ein handelbares Gut. Damit haben Politiker wie so oft der privaten Wirtschaft Wege und Pfründe geöffnet. Das ist allerdings leicht zu verstehen unter dem Druck der Unternehmenslobby. Denn zur problemlosen Kommerzialisierung und Privatisierung des Wassers müssen Formulierungen geschaffen und gesetzlich verankert werden, die dem Wasser das Recht als Allgemeingut absprechen und ihm das Recht als Privatgut geben, damit es kommerziell ausgebeutet werden kann, ohne dass die davon betroffene Öffentlichkeit rechtlich Einspruch erheben kann.

Darüber hinaus: Das GATS (General Agreement on Trade in Services), ein Unterabkommen der WTO (World Trade Organization, Welthandelsorganisation), verpflichtet die Staaten, nach und nach alle Dienstleistungssektoren dem internationalen freien Markt zu öffnen. Mit diesem Abkommen haben die maßgeblichen Mitglieder der WTO ein Instrument zur Aushebelung nationaler Interessen geschaffen.

Die weltweite Vergeudung der Wasservorräte bewirkt eine Wasserkrise

Jeder braucht Wasser, und besonders in Industrie und Landwirtschaft ist der Verbrauch immens hoch. Das ist zunächst unvermeidbar, und unsere konsumorientierte Gesellschaft erzwingt es geradezu. Aber die ersten Alarmzeichen weisen darauf hin, dass wir uns umorientieren müssen. Grundwasserreservoire werden weltweit ausgebeutet, der Grundwasserspiegel sinkt. Bäume und Pflanzen, deren Wurzeln sich nicht an den neuen Wasserspiegel anpassen können, verdorren. Seen und Flüsse trocknen aus, ökologische Systeme werden zerrissen und zerstört. Unsere Lebensgrundlage ist gefährdet. Durch die hemmungslose Nutzung und Ausbeutung des Wassers marschieren wir geradewegs in eine globale Wasserkrise hinein. Die Behandlung des Wassers spiegelt das menschliche Bewusstsein wider - das sieht schlecht aus für den »Homo sapiens«.

Die Menschheit verschmutzt das Wasser bedenkenlos – sauberes Trinkwasser wird weltweit knapp

Seit vielen Jahrzehnten ist auch das Problem der weltweiten bedenkenlosen Verschmutzung des Wassers bekannt - doch nur bei denen, die dafür sensibel sind. Die meisten Menschen interessiert das Thema wenig. Aber es ist so wie in der Juristerei: Auch wenn man ein Gesetz nicht kennt, unterliegt man ihm - Unkenntnis schützt vor Strafe nicht.

So können die Menschen den Folgen der Wasserver-

schmutzung nicht entkommen, ob sie das Thema interessiert oder nicht. Denn verschmutzte Bäche, Flüsse, Seen und Meere bedeuten verschmutztes Trinkwasser – auch wenn es vielerorts weitgehend gereinigt wird.
Verschmutztes Trinkwasser hat zur Folge, dass der Organismus der Konsumenten je nach Verschmutzungsgrad langsam oder schneller verseucht wird. Die körpereigenen Abwehr- und Selbstheilungskräfte werden immer stärker gefordert, mit den belastenden Stoffen fertig zu werden. Die zur Abwehr und Selbstheilung nötige Energie wird immer mehr gebunden. Das Resultat ist eine zunehmende Krankheitsanfälligkeit bei abnehmender Vitalkraft, ein Prozess, der sich langsam gegenseitig verstärkt. Am Schluss haben wir chronisch Kranke, bei denen zumeist nicht die Ursachen behandelt werden, sondern die Symptome.
Die Weltbevölkerung hat sich von 1940 bis 1990 verdoppelt, ihr Wasserverbrauch im gleichen Zeitraum vervierfacht. Weltweit sind fast 2 Milliarden Menschen von Wasserknappheit bedroht. 1,1 Milliarden Menschen haben nicht einmal 20 Liter Wasser pro Tag zur Verfügung. 1,1 Milliarden Menschen haben keinen Zugang zu sauberem Trinkwasser. Sie sind auf verschmutzte Flüsse, Bäche, Seen oder Tümpel angewiesen. Die Vereinten Nationen (UN) wollen diese Zahl bis zum Jahre 2015 auf die Hälfte reduzieren. Angesichts der komplizierten Situationen in den Entwicklungsländern ein hehres Ziel.
Jährlich sterben 2,2 Millionen Menschen an Durchfallerkrankungen und Infektionen, die sie sich durch verschmutztes, verseuchtes und infiziertes Wasser zugezogen haben – überwiegend Kinder, Kranke und alte Men-

schen. Das betrifft uns in Europa wenig, aber können wir uns bequem zurücklehnen und uns freuen, dass uns diese Probleme nichts angehen? Nein, denn Wassermangel im Allgemeinen und Trinkwassermangel im Speziellen werden ein weltweit brisantes Zukunftsthema sein. Menschen, die hungern, sind gefährlich, und Menschen, die Durst haben, auch. Es kann befürchtet werden, dass die Zwiste und Kriege der Zukunft ökologische sein werden – um Rohstoffe und um Wasser. Deswegen geht uns die weltweite Wasserknappheit sehr wohl etwas an, denn sie kann uns indirekt weit stärker treffen, als wir uns das heute vorstellen. Der Zugang zu ausreichenden Mengen an Trinkwasser guter Qualität wird eine der drängendsten Aufgaben für die Zukunft der Menschheit sein. Der Kampf hat auf politischer und wirtschaftlicher Ebene bereits begonnen, auch wenn wir das noch kaum bemerkt haben.

Der Bedarf an sauberem Wasser hat sich im letzten Jahrzehnt versechsfacht. Statistisch verbraucht jeder Mensch heute im Durchschnitt doppelt so viel wie zu Beginn des 20. Jahrhunderts. Entsprechend mehren sich die Anzeichen für eine künftige Wasserknappheit, unter der einige Regionen in Nordafrika sowie West- und Südasien heute schon leiden. In unserer Industriegesellschaft verdoppelt sich der Wasserverbrauch alle zehn Jahre. Doch die Niederschlagsmenge bleibt gleich. Was tun?

Eine Möglichkeit wäre, den Wasserpreis so anzuheben, dass wir unseren Wasserverbrauch einschränken müssen. Eine andere Möglichkeit wäre, sofort in Industrie, Landwirtschaft und Haushalten Kreislaufsysteme einzuführen. Eine weitere Möglichkeit wäre, je nach Verwendungszweck mehrere Sorten Wasser einzuführen. Und schließ-

lich könnten großtechnische Meerwasserentsalzungsanlagen neues Süßwasser schaffen.
Was ist die Lösung des Problems?

Staatliche oder privatwirtschaftliche Wasserwirtschaft – quo vadis, aqua?

Wohin gehst du, Wasser? Gehst du einen Weg, auf dem du für alle Menschen da sein wirst, allen zum Nutzen, oder gehst du einen Weg, auf dem du nur noch für die Auserwählten da sein wirst, für die mit dem dicken Portemonnaie – ein handelbares Wirtschaftsgut zum Profit von wenigen?
Diese Frage ist die Frage nach der Zukunft des (Trink-)Wassers, und damit auch eine Frage nach unserer zukünftigen Gesundheit.
In der weltweiten Wasserwirtschaft kristallisieren sich zurzeit drei Wege der Wasserversorgung heraus:

- Die Versorgung der Bürger mit (Trink-)Wasser wird von den Kommunen besorgt.
- Die Versorgung der Bürger mit (Trink-)Wasser wird auf die eine oder andere Art von privatwirtschaftlichen Unternehmen besorgt.
- Die Versorgung der Bürger mit (Trink-)Wasser wird kooperativ von Kommunen und nachhaltig wirtschaftenden Privatunternehmen besorgt.

In allen drei Fällen wird die Versorgung direkt oder indirekt vom Konsumenten bezahlt.
Bei uns in Deutschland ist die Versorgung der Haushalte

mit Trinkwasser nach Artikel 28 Absatz 2 des Grundgesetzes geregelt. Sie gehört zu den Selbstverwaltungsaufgaben der Gemeinden. Diese sind in ihrer Entscheidung, wie sie die Bürger mit Trinkwasser versorgen, frei. Sie können die Wasserversorgung selbst übernehmen, sich einem Zweckverband anschließen oder diese Aufgabe an einen privaten Betreiber delegieren. Die Kassen der Kommunen sind inzwischen leer, sie können vielfach die anstehenden immensen Kosten für neue Leitungsnetze und Reparaturen maroder Wasserleitungssysteme nicht mehr bezahlen. Die Weltbank schätzt den jährlichen Investitionsbedarf im Wasserbereich auf 180 Milliarden – investiert werden nur 80 Milliarden. Hier springt nun die private Wirtschaft ein und bietet an, diese Arbeiten oder auch das ganze regionale Wasserversorgungsnetz zu übernehmen. Ohne die Privatwirtschaft wird sich das Problem nicht lösen lassen – zu oft haben Kommunen und lokale Verwaltungen in Entwicklungs- und Schwellenländern bei der Wasserversorgung versagt.
Vielleicht fragen Sie sich inzwischen, was denn diese Problematik mit Ihrer Gesundheit zu tun hat? Sehr viel – denn im Endeffekt geht es um die Qualität Ihres Trinkwassers. Die deutsche Trinkwasserversorgung schreibt eine bestimmte Wasserqualität vor, die ein gesundes Trinkwasser garantiert (sehen wir einmal von den in diesem Buch diskutierten Einschränkungen ab).
Die Kommunen stellen – wie die Wasseranalysen zeigen – diese geforderte Wasserqualität her. Da sie im Allgemeinen nicht profitorientiert sind, können sie sich auf ihre eigentliche Aufgabe konzentrieren. Auf Grund der fehlenden Profitorientierung und der Unfähigkeit vieler

Politiker, für einen ausgeglichenen Staatshaushalt zu sorgen, sind sie allerdings in eine Lage gekommen, in der sie jetzt die finanzielle Hilfe der Privatwirtschaft benötigen.
Die Privatwirtschaft kann die geforderte Wasserqualität ebenfalls herstellen. Da sie aber grundsätzlich profitorientiert ist und sein muss, steht zu befürchten, dass dies auf Kosten der Wasserqualität gehen wird. Die Zeitschrift »politische ökologie« (Nr. 80, 2003) betont, dass private Dienstleister künftig »versuchen (könnten), lästige Qualitätsstandards ... über die Anrufung eines Streitschlichtungsorgans der WTO zu kippen«. Dies könnte multinationalen Wasserversorgern Tür und Tor öffnen, die Qualitätsanforderungen zu senken. Die Auswirkungen eines minderwertigen Trinkwassers auf die Gesundheit lassen sich vorstellen.
Welche Schlussfolgerung ergibt sich? Die mittellos gewordenen Kommunen brauchen, wenn sie nicht die Wasserpreise stark erhöhen, die Hilfe finanzkräftiger Unternehmen der Privatwirtschaft. Damit geben sie die Wasserversorgung teilweise oder ganz aus ihrer Hand, und damit ihre Einflussnahme. Zurzeit sind nur etwa 2 Prozent der deutschen Wasserversorgung ganz in privatwirtschaftlicher Hand, in den meisten Fällen privatwirtschaftlichen Engagements haben die Kommunen lediglich den Betrieb der Anlagen abgegeben. Allerdings bemühen sich die Unternehmen intensiv, die Führung ganzer Wasserwerke bzw. Stadtwerke zu übernehmen. Je mehr die Kommunen ihre Verantwortung auf private Versorger übertragen, desto größer ist die Gefahr, dass sich das Preis-Leistungs-Verhältnis zu Ungunsten der Verbrau-

cher entwickelt. Denn private Unternehmen und Konzerne streben in erster Linie nach Gewinnmaximierung. Es steht zu befürchten, dass im Konflikt zwischen Gewinnmaximierung und Konkurrenzdruck die Wasserpreise steigen und die Wasserqualität fallen werden.

Aber die Privatwirtschaft wird die Wasserpreise auch erhöhen müssen, um die notwendigen Reparaturen und Neuverlegungen finanzieren zu können. Ein wesentlicher Unterschied wird wohl darin liegen, dass diese Reparaturen und Neuverlegungen mit der Privatwirtschaft schneller vonstatten gehen.

Wenn die Kommunen das Wasserversorgungsproblem nicht bald selbst in den Griff bekommen, werden in absehbarer Zeit Privatwirtschaft, Kommerzialisierung und Globalisierung des Lebensmittel Nr. 1 beherrschen. Dann wird eines Tages gesundes, reines Wasser zur Delikatesse: eine Goldgrube für die private Wasserwirtschaft und eine Rarität für die Verbraucher.

Literatur

Ash, David und Hewitt, Peter: The Vortex. Bath 1995

Bachmann, R. M. und Schleinkofer, G. M.: Die Kneipp-Wassertherapie. Stuttgart 1992

Barlow, Maude und Clarke, Tony: Blaues Gold. München 2003

Batmanghelidj, Fereydoon: Wasser – die gesunde Lösung. Kirchzarten 1996

Batmanghelidj, Fereydoon: Sie sind nicht krank, Sie sind durstig. Kirchzarten 2003

Bischof, Marco: Biophotonen – Das Licht in unseren Zellen. Frankfurt 1995

Chopra, Deepak: Quantum Healing. Bantam Books. 1990

Davidson, John: Das Geheimnis des Vakuums. Düsseldorf 1996

Emoto, Masaru: Die Botschaft des Wassers. Burgrain 2002

Felsch, Horst: Wasser als Informationsträger. RTI-Heft 27. Gräfelfing 2003

Hendel, Barbara: Wasser vom Reinsten. Herrsching 2002

Heine, Hartmut: Lehrbuch der biologischen Medizin. Stuttgart 1991

Honauer, Urs: Wasser die geheimnisvolle Energie. München 1998

Institut für Strukturelle Medizinische Forschung e.V.: Wasser und Information. Heidelberg 1993

Keymer, Schmedtmann, Will: Bioenergietherapie. Zürich 2006

Kiontke, Siegfried: Physik biologischer Systeme. Eigenverlag 2006

Krauß, Herbert: Hydrotherapie. Stuttgart, New York 1990

Kybalion. Heidelberg o. J.

McTaggart, Lynne: The Field. London 2001

politische ökologie 80, Planegg, Januar 2003

Smith, Cyril W. und Best, Simon: Electromagnetic Man. London 1990

Trincher, Karl: Wasser. Wien 1990

Voigt, Beatrice (Hrsg.): Wasser. Schatz der Zukunft. München 2004

Walker, Norman W.: Wasser kann Ihre Gesundheit zerstören. München 1994

Warnke, Ulrich: Der Mensch und die 3. Kraft. Saarbrücken 1997

Watts, Alan: Der Lauf des Wassers. München 1983

Will, Reinhold: Bioresonanztherapie. Zürich 2006